Paula Torrano Belmonte
Lydia Fructuoso González

Terapia antifúngica no doente hematológico

Paula Torrano Belmonte
Lydia Fructuoso González

Terapia antifúngica no doente hematológico

Revisão sistemática da terapêutica antifúngica indicada no transplante de células estaminais hematopoiéticas

ScienciaScripts

Imprint

Cover image: www.ingimage.com

This book is a translation from the original published under ISBN 978-620-2-24627-9.

Publisher:
Sciencia Scripts
is a trademark of
Dodo Books Indian Ocean Ltd. and OmniScriptum S.R.L publishing group

120 High Road, East Finchley, London, N2 9ED, United Kingdom
Str. Armeneasca 28/1, office 1, Chisinau MD-2012, Republic of Moldova, Europe
Managing Directors: Ieva Konstantinova, Victoria Ursu
info@omniscriptum.com

Printed at: see last page
ISBN: 978-620-8-38637-5

Índice

1. Abreviaturas

AEMPS: Agencia Española del Medicamento y Productos Sanitarios

AI: aspergilosis invasiva

Alo-TPH: Trasplante alogénico

ASCO: American Society of Clinical Oncology

ATG: Inmunoglobulina antitimocitica

Auto-TPH: Trasplante autólogo

Cmáx: Concentraciones máximas

CMH: células madre hematopoyéticas

CMV : Citomegalovirus

CYP: Citocromos hepáticos

DMPC: L-α-dimiristoilfosfatidilcolina

DMPG: L-α-dimiristoilfosfatidilglicerol

ECIL: European Conference on Infections in Leukemia

EICH: Enfermedad injerto contra huésped

EMR: Enfermedad mínima residual

EORTC: European Organization for Research and Treatment of Cancer/Invasive Fungal Infections Cooperative Group

EPO: Eritropoyetina

FDA: Food and drug administration

G-CSF: factores estimulantes de colonias granulociticas

IDSA: Infectious Diseases Society of America

IFI: infección fúngica invasiva

LLA: leucemia linfoblástica aguda

MO: médula ósea

MSG: Infectious Diseases Mycoses Study Group

PABA: ácido para-aminobenzoico

PCR: Polimerase chain reaction

P-gp: Glicoproteina P

PH: progenitores hematopoyéticos

QC: Quimerismo completo

QM: Quimerismo mixto

SCU: sangre de cordón umbilical

SEIMC: Sociedad Española de Enfermedades Infecciosas y Microbiología

SIDA: Síndrome Inmunodeficiencia Humana

SMD: síndromes mielodisplásicos

SP: sangre periférica

TCMH:Trasplante de células madre hematopoyéticas

TPH: trasplante de progenitores hematopoyéticos

UGT: Uridina difosfato glucuronosiltransferasa

2. Resumo

As doenças fúngicas são um tipo de doença associada a doentes submetidos a transplante de células estaminais hematopoiéticas (HSCT). O TCTH é uma terapia que visa substituir um sistema hematopoiético danificado por um sistema saudável de um dador. As células estaminais hematopoiéticas são células capazes de regenerar todos os tipos de células sanguíneas.

O objetivo desta revisão é conhecer os doentes transplantados hematológicos e as caraterísticas que os predispõem a infecções fúngicas invasivas, bem como conhecer os métodos de profilaxia e tratamento e descrever os fármacos antifúngicos mais utilizados.

Para o efeito, foi efectuada uma pesquisa bibliográfica em diferentes bases de dados, tais como Pubmed, Cochrane Library e Science Diret, limitando a pesquisa a 10 anos e à língua inglesa. Inicialmente, foram encontrados 1.113 artigos, aos quais foi aplicada uma série de critérios de inclusão e exclusão, para finalmente selecionar 105 deles.

Os doentes submetidos a este tipo de transplantes correm o risco de contrair infecções bacterianas, virais e antifúngicas, especialmente durante o período de neutropenia; por conseguinte, é essencial conhecer os sintomas e o tratamento destas infecções, a fim de controlar as infecções e melhorar o prognóstico do enxerto.

A infeção fúngica invasiva (IFI) causada por fungos filamentosos é a infeção fúngica mais comum em indivíduos com doenças hematológicas e transplante de células estaminais hematopoiéticas, com elevada morbilidade e mortalidade. O principal agente causador é o fungo *Aspergillus*. Uma avaliação crítica do risco individual de IFI para cada doente é importante para selecionar a melhor abordagem profiláctica e/ou terapêutica para aumentar a sobrevivência do doente.

Os factores de risco para a aspergilose invasiva incluem a idade avançada dos doentes, a doença do enxerto contra o hospedeiro, a terapêutica imunossupressora, a utilização de esteróides, a neutropenia e alguns tipos de transplantes, como os transplantes do cordão umbilical, a depleção de células T e os transplantes alogénicos incompatíveis.

Palavras-chave: terapia antifúngica, transplante hematopoiético, infeção fúngica invasiva.

AEMPS: Agencia Española del Medicamento y Productos Sanitarios

AI: aspergilosis invasiva

Alo-TPH: Trasplante alogénico

ASCO: American Society of Clinical Oncology
ATG: Inmunoglobulina antitimocitica

Auto-TPH: Trasplante autólogo

Cmáx: Concentraciones máximas

CMH: células madre hematopoyéticas

CMV : Citomegalovirus

CYP: Citocromos hepáticos

DMPC: L-α-dimiristoilfosfatidilcolina

DMPG: L-α-dimiristoilfosfatidilglicerol

ECIL: European Conference on Infections in Leukemia

EICH: Enfermedad injerto contra huésped

EMR: Enfermedad mínima residual

EORTC: European Organization for Research and Treatment of Cancer/Invasive Fungal Infections Cooperative Group

EPO: Eritropoyetina

FDA: Food and drug administration

G-CSF: factores estimulantes de colonias granulocíticas

IDSA: Infectious Diseases Society of America

IFI: infección fúngica invasiva

LLA: leucemia linfoblástica aguda

MO: médula ósea

MSG: Infectious Diseases Mycoses Study Group

PABA: ácido para-aminobenzoico

PCR: Polimerase chain reaction

P-gp: Glicoproteina P

PH: progenitores hematopoyéticos

QC: Quimerismo completo

QM: Quimerismo mixto

SCU: sangre de cordón umbilical

SEIMC: Sociedad Española de Enfermedades Infecciosas y Microbiología

SIDA: Síndrome Inmunodeficiencia Humana

SMD: síndromes mielodisplásicos

SP: sangre periférica

TCMH:Trasplante de células madre hematopoyéticas

TPH: trasplante de progenitores hematopoyéticos

UGT: Uridina difosfato glucuronosiltransferasa

Resumo

As doenças fúngicas são um tipo de doenças associadas a doentes submetidos a transplante de células estaminais hematopoiéticas (HSCT). O TCTH é uma terapia de substituição de um sistema hematopoiético alterado por um sistema saudável de um dador. As células estaminais hematopoiéticas são as células capazes de regenerar todas as linhagens de células hematopoiéticas.

O objetivo desta revisão é conhecer o doente transplantado hematológico e as caraterísticas que o predispõem a sofrer de infecções fúngicas invasivas, aprender os métodos de profilaxia e tratamento e descrever os fármacos antifúngicos utilizados.

Foi realizada uma pesquisa bibliográfica em diferentes bases de dados como Pubmed, Cochrane Library e Science Diret, limitando a busca a 10 anos e ao idioma inglês. Inicialmente, foram encontrados 1.113 artigos, aos quais foram aplicados os critérios de inclusão e exclusão, sendo finalmente selecionados 105.

Os doentes submetidos a este tipo de transplantes correm o risco de contrair infecções bacterianas, virais e antifúngicas, especialmente durante o período de neutropenia. É por isso que é essencial conhecer os sintomas e o seu tratamento, a fim de controlar as infecções e melhorar o prognóstico do enxerto.

A infeção fúngica invasiva (IFI) por fungos filamentosos é a infeção fúngica mais comum em doentes com doenças hematológicas e com transplante de células estaminais hematopoiéticas, com elevada morbilidade e mortalidade. O principal agente causador é o *Aspergillus*. Uma avaliação crítica do risco individual de IFI por doente, selecionando o melhor método profilático e/ou terapêutico, é fundamental para aumentar a sobrevivência destes doentes.

Os factores de risco para a aspergilose invasiva incluem a idade do doente, a doença do enxerto contra o hospedeiro, a terapia imunossupressora, a utilização de esteróides, a neutropenia e alguns tipos de transplantes, como os do cordão umbilical, a depleção de células T e os transplantes alogénicos incompatíveis.

Palavras-chave: terapia antifúngica, transplante hematopoiético, infeção fúngica invasiva.

3. Introdução

3.1. Transplante de células estaminais hematopoiéticas

O transplante de células estaminais hematopoiéticas (TCEH) ou transplante de células estaminais hematopoiéticas (TCTH) foi introduzido na clínica na década de 1950 e continua a ser atualmente uma terapêutica capaz de conseguir uma sobrevivência sem doença para um grande número de patologias congénitas e adquiridas. (1).

Atualmente, o TCTH é utilizado como tratamento para indivíduos com doenças da medula óssea (congénitas ou adquiridas) e para salvar doentes com doenças hematológicas ou certos tipos de cancro dos efeitos adversos de doses elevadas de quimioterapia ou radioterapia. (2).

O TCTH é uma terapia celular em que o sistema hematopoiético alterado é substituído por um sistema saudável, com o objetivo de o substituir para que possa desenvolver uma hematopoiese normal a longo prazo. Os progenitores hematopoiéticos (HSC) ou células estaminais hematopoiéticas (HSC) são células capazes de repovoar todas as linhas celulares hematopoiéticas quando transplantadas. As HSC podem ser obtidas a partir da medula óssea (BM), do sangue periférico (PB) ou do sangue do cordão umbilical (UCB). (1).

O TCTH é utilizado como terapia para curar doenças hematológicas neoplásicas e não neoplásicas, tais como linfomas, mielomas, leucemias, aplasia da medula óssea, imunodeficiências e doenças congénitas do sistema hematopoiético. O TCTH pode ser alogénico (Allo-HCT), se o dador dos progenitores for um indivíduo diferente do doente, e autólogo ou autogénico (Auto-HCT) se o dador e o recetor forem o mesmo indivíduo (1).

A seleção do dador deve obedecer a uma série de requisitos, por ordem de importância: compatibilidade HLA entre o dador e o recetor, estado do citomegalovírus do dador e do recetor, medula óssea como fonte de progenitores, idade do doente (de preferência dador jovem), sexo do dador (de preferência dador masculino para recetor masculino), compatibilidade superior a AB0 (1). (1).

Tipos de transplante (1):

TCTH autólogo

As células estaminais do próprio doente são recolhidas e criopreservadas durante alguns dias ou semanas antes do início da fase de condicionamento. A colheita de progenitores da medula óssea é raramente utilizada e o sangue periférico é preferido como fonte de progenitores.

O objetivo é administrar doses elevadas de quimioterapia para matar a doença e, em seguida, infundir os progenitores do próprio doente, caso contrário, ocorrerá uma aplasia hematológica potencialmente fatal.

O autotransplante é utilizado como terapia para doenças linfoproliferativas, tumores sólidos e doenças auto-imunes. No entanto, nas hemopatias congénitas não neoplásicas e nas leucemias, não parece ser eficaz.

TCTH alogénico

As células infundidas no doente provêm de outro dador. Por este motivo, existe um equilíbrio entre o efeito enxerto-versus-hospedeiro e o efeito enxerto-versus-recetor. As indicações para o TCTH são a leucemia mieloide aguda e as síndromes mielodisplásicas (SMD), a leucemia linfoblástica aguda (LLA), as síndromes linfoproliferativas e as doenças não neoplásicas, como a aplasia grave da medula óssea e as imunodeficiências congénitas.

A compatibilidade HLA entre o dador e o recetor é fundamental, uma vez que ocorre uma reação imunitária em ambas as direcções: por um lado, as células progenitoras do dador são detectadas como estranhas após a infusão e, por outro lado, as células do dador reconhecem os tecidos do recetor como estranhos.

Seleção de dadores:

O dador ideal é aquele com quem o recetor partilha cada um dos 2 alelos dos cinco principais loci, o que se designa por compatibilidade 10/10 e é considerado o padrão. A Tabela 1 lista os cinco principais loci HLA.

Para que a Allo-TPH seja bem sucedida, a histocompatibilidade é o fator mais importante. Um irmão HLA-idêntico é considerado a melhor opção, mas se tal não for possível, é preferível um dador irmão não aparentado com histocompatibilidade idêntica.

Tabela 1. Locus HLA

DIGITAÇÃO HLA CLASSE I	HLA CLASSE II DACTILOGRAFIA
Locus HLA - A	Locus HLA - DRB1
HLA - locus B	Locus HLA - DQB1
HLA - locus C	

Sequência dos processos de transplantação:

1) Obtenção de progenitores hematopoiéticos

As PH são obtidas a partir da fonte de eleição, quer seja o cordão umbilical, a medula óssea ou o sangue periférico, e são criopreservadas, ficando disponíveis para a data de enxerto no recetor. Atualmente, o fator mais importante para determinar a qualidade do enxerto é a contagem de células CD34+. O recetor CD34+ encontra-se na membrana de 1,4% das células nucleadas da medula óssea. (3).

2. manipulação do enxerto

Nesta fase, as células tumorais ex vivo são removidas, os progenitores CD34+ são selecionados, os linfócitos T são removidos, os glóbulos vermelhos são reduzidos devido a incompatibilidade de grupo sanguíneo ou os volumes inicialmente obtidos para serem criopreservados são reduzidos.

3. Condicionamento

Trata-se da combinação de quimioterapia e radioterapia que é infundida no doente dias antes da administração dos progenitores. O objetivo do condicionamento é eliminar as células tumorais, eliminando assim a patologia subjacente, conseguir um estado de imunossupressão para poder implantar o enxerto e evitar a reação do recetor contra o dador. (1).

Dependendo dos protocolos de quimioterapia e/ou radioterapia utilizados, os regimes de condicionamento são designados mieloablativos quando erradicam todas as células estaminais da medula óssea e não mieloablativos quando provocam uma citopenia mínima mas uma linfopenia significativa.

No caso do condicionamento de transplantes autólogos, estes consistem apenas em regimes de quimioterapia e, em alguns casos, também em irradiação. No entanto, em doentes com transplante alogénico de dador não aparentado, é necessária a administração de globulina antitimócito ou alemtuzumab. (1).

4. infusão de PH

Este é o momento em que o PH é descongelado e administrado ao paciente. Este dia é considerado o dia 0 do transplante.

5. Aplasia pós-transplante

Período de desaparecimento das células que ocupam a medula óssea que o doente atinge após a infusão do PH. Devido a este estado, o recetor necessita de cuidados em unidades hospitalares dedicadas aos seus cuidados.

6. Pagamento

É a recuperação hematológica do doente. Ocorre entre os dias 10 e 14 após a infusão de PH, altura em que aparecem as primeiras células do doente (leucócitos, reticulócitos e plaquetas). Quando o TCTH é efectuado a partir de PH do sangue periférico, a recuperação é mais rápida. (1).

7. Recuperação imunitária

Estado atingido cerca de 6 meses após a infusão do transplante. Aparecem subpopulações de linfócitos T e de linfócitos B e são produzidas imunoglobulinas.

3.2.Complicações do TCTH

As complicações do TCTH estão relacionadas com a cronologia. Desde o início do condicionamento até aos dias 14-28 após a infusão dos progenitores, podem ocorrer complicações tóxicas associadas aos regimes de condicionamento, neutropenia e trombocitopenia causadas pelos regimes de condicionamento. As complicações mais importantes e graves são as infecções que ocorrem durante a neutropenia do doente. A fase de aplasia da medula óssea dura entre 2 e 4 semanas. Para encurtar a duração da neutropenia, recomenda-se a administração de factores estimulantes de colónias de granulócitos (G-CSF). Além disso, durante este período, as transfusões de sangue são normalmente muito frequentes.

No transplante autólogo, não são observadas complicações graves após o parto. Ocasionalmente, pode ocorrer febre secundária ou infecções causadas pelo acesso ao cateter ou infecções das vias respiratórias. No caso do transplante alogénico, o período desde o parto até ao dia +100 pós-transplante é considerado crítico. A recuperação hematológica demora 6-12 meses e a utilização de tratamento imunossupressor para evitar a rejeição coloca estes doentes em risco acrescido de infecções oportunistas.

A. Complicações inerentes à embalagem

O condicionamento é uma parte fundamental do processo de transplantação. Tem duas missões fundamentais: a atividade antitumoral e a facilitação do enxerto. Consiste numa combinação de quimioterapia, que pode ou não ser associada à radioterapia. São administrados em doses elevadas em esquemas definidos em relação ao dia de infusão dos progenitores hematopoiéticos (Dia 0) (1). O quadro 2 enumera alguns dos medicamentos utilizados no condicionamento do TCTH (1).

Tipos de condicionamento de acordo com a intensidade:

- Condicionamento mieloablativo: Este é o regime de condicionamento convencional. Consiste na administração de doses elevadas de radioterapia e/ou quimioterapia com agentes alquilantes. Têm um efeito tumoral máximo, mas estão associados a uma toxicidade elevada.

- Condicionamento de intensidade reduzida: consiste em administrar a quimioterapia em doses mais baixas, obtendo assim uma melhor tolerância e, para evitar a rejeição, aumentando a intensidade da imunossupressão. A toxicidade é menor.

- Condicionamento não mieloablativo: Provoca uma citopenia mínima e pode ser administrado sem o apoio de infusão de PH.

Devido aos fármacos utilizados na fase de condicionamento, surgem diferentes tipos de toxicidades, como se pode ver na tabela 3.

Tabela 2: Medicamentos utilizados no condicionamento do TCTH.

Grupo farmacológico		Medicamentos	
Agentes alquilantes	Mostardas azotadas	Ciclofosfamida	ALO e AUTO
		Melfalano	AUTO e ALO
	Alquilsulfonato	Busulfan	ALO e AUTO
	Etilenoaminas	Tiotepa	ALO e AUTO
	Nitrosoureias	Carmustina	AUTO e ALO
	Platina	Carboplatina	AUTO
Antimetabolitos	Análogos da pirimidina	Citarabina	ALO e AUTO

	Análogos da purina	Fludarabina	ALO
Inibidores da topoisomerase		Etoposido	ALO e AUTO
Imunossupressores		Imunoglobulina anti-timócitos (ATG)	ALO

Tabela 3. Complicações que ocorrem no paciente de TCTH devido aos regimes de condicionamento.

	Toxicidade
Gastrointestinal	Náuseas e vómitos, diarreia, mucosite, equilíbrio calórico
Cutâneo	Alterações da cor, descamação, secura, alopécia
Cistite hemorrágica	Secundária a medicamentos (ciclofosfamida, busulfan ou etoposido) ou a infecções (poliomavírus, BK, adenovírus, CMV)
Outros	Hepático, cardíaco, renal, pulmonar, neurológico

B. Neutropenia

[9]*A neutropenia* é definida como uma contagem absoluta de neutrófilos inferior a 1.000 células/µL, equivalente a 1,0 × 10 /L. [99]*A neutropenia grave* é definida como uma contagem de neutrófilos inferior a 500 células/µL (equivalente a < 0,5 × 10 /L) e *a neutropenia profunda* é definida como uma contagem de neutrófilos inferior a 100/µL (equivalente a < 0,1 × 10 /L). A neutropenia é considerada prolongada se durar mais de uma semana. Os doentes submetidos a quimioterapia citotóxica e a TCTH correm o risco de contrair infecções bacterianas, virais e antifúngicas, especialmente durante o período de neutropenia. (4).

Os neutrófilos são uma parte vital da defesa do doente, particularmente contra bactérias e fungos. O risco de infeção aumenta à medida que a gravidade da neutropenia aumenta e é considerado máximo nos doentes que sofrem de neutropenia profunda e prolongada imediatamente após uma quimioterapia agressiva, o que ocorre nos períodos que antecedem o enxerto do TCTH e após a quimioterapia para o tratamento da leucemia aguda (5). A prevenção e o tratamento adequado da neutropenia são importantes para evitar possíveis complicações futuras, como hipotensão, insuficiência renal e respiratória, choque sético ou insuficiência cardíaca.

A febre em doentes neutropénicos é definida como uma temperatura superior a 38°C mantida durante uma hora. (5). A febre neutropénica ocorre em pelo menos 25-30% e a mortalidade em 11% dos doentes submetidos a TCTH (6)(7). Os factores de risco para a febre neutropénica devem ser sistematicamente avaliados nos doentes, incluindo as caraterísticas do doente, o tipo de cancro e o tratamento implantado.

C. Infecções

Nos receptores de TCTH, os médicos enfrentam dois problemas: a elevada incidência de sépsis bacteriana e a elevada mortalidade em caso de infecções por bactérias Gram-negativas. Além disso, na ausência de neutrófilos, que são responsáveis pela maioria dos sintomas clínicos das infecções bacterianas (acessos, infiltrados, piúria, etc.), a febre é o único sintoma que se apresenta nestes casos. Além disso, a febre é um dos sintomas mais inespecíficos e existem muitas outras causas pelas quais pode aparecer num doente neutropénico, tais como infecções fúngicas, infecções virais, reacções a medicamentos, transfusões, doenças subjacentes, síndromes do enxerto, doença do enxerto contra o hospedeiro, síndrome de libertação de citocinas, rejeição e hemofagocitose. (1).

A profilaxia antimicrobiana mais recomendada em doentes imunocomprometidos, de acordo com as diretrizes da American Society of Clinical Oncology (ASCO) e da Infectious Diseases Society of America (IDSA), é a seguinte (5) (8) (9) (10):

- A profilaxia antibiótica com quinolonas é recomendada em doentes com elevado risco de febre neutropénica ou neutropenia grave, especialmente mais comum em doentes com leucemia mieloide aguda, síndrome mielodisplásica ou TCTH tratados com regimes de quimioterapia mieloablativa. (11) (12). A terapêutica antibiótica empírica começa com piperacilina-tazobactam, ceftazidima ou cefepima e, em seguida, o antibiótico é modificado, se necessário. Com esta estratégia, os carbapenemes permanecem como segunda linha de tratamento nos doentes em que a terapêutica inicial falha ou a infeção se mantém. Outra estratégia consiste em adicionar um aminoglicosídeo ao beta-lactâmico. A adição empírica de vancomicina não é recomendada, a menos que o paciente apresente sintomas de infeção por Gram-positivos. (13). Tradicionalmente, a duração da terapêutica antibiótica era mantida até à recuperação da contagem de neutrófilos, com o objetivo de evitar recaídas. Na última década, de acordo com as diretrizes propostas pela IDSA e pela Conferência Europeia sobre Infecções na Leucemia (ECIL), a terapêutica antibiótica pode ser interrompida após 3 dias ou mais de terapêutica intravenosa nos doentes que tenham atingido a estabilidade hemodinâmica ou naqueles que tenham estado sem febre durante mais de 2 dias, independentemente da contagem de granulócitos ou da duração prevista da neutropenia. (1). Se, apesar da terapêutica antibiótica, os doentes continuarem a ter febre, é necessário ter em conta alguns factores. Se não houver sinais claros de deterioração clínica e os marcadores de inflamação estiverem a melhorar, tal pode dever-se a uma resposta lenta ao tratamento. Em alternativa, as infecções não bacterianas, como as infecções virais, ou a mucosite devem ser consideradas como razões para o agravamento. Além disso, deve ser realizado um galactoman ou outros testes para excluir uma infeção fúngica. (14). Se o estado clínico do doente se deteriorar, recomenda-se a repetição de todos os testes, o aumento da cobertura antibiótica e o início da terapêutica antifúngica. (1).

- A profilaxia antifúngica deve ser efectuada com um triazol oral ou equinocandinas parenterais em doentes neutropénicos com leucemia mieloide aguda, síndrome mielodisplásica ou HSCT. A profilaxia deve ser iniciada enquanto se aguardam resultados que confirmem a infeção. Esta questão será abordada mais adiante. Recomenda-se a profilaxia com trimetoprim e sulfametoxazol em doentes a receber regimes de quimioterapia com um risco superior a 3,5% de pneumonia *por Pneumocystis jirovecci.*

- A profilaxia antivírica com aciclovir para doentes com leucemia mieloide aguda, síndrome mielodisplásica ou HSCT está indicada em doentes seropositivos para o vírus do herpes simplex. Para os doentes com elevado risco de reativação da hepatite B, recomenda-se a profilaxia com tenofovir ou entecavir. (15).

- Recomenda-se a vacinação anual contra o vírus *da gripe* com vacinas inactivadas para todos os doentes que recebem quimioterapia para síndromes de malignidade hematológica. (16).

- Os doentes com neutropenia e a receber quimioterapia devem evitar o contacto prolongado com ambientes que tenham uma elevada concentração de esporos de fungos, como a construção, demolição ou exposição intensiva a jardinagem.

D. Doença do enxerto contra o hospedeiro (GVHD):

A complicação mais temida do transplante alogénico. Ocorre quando as células T do dador reconhecem as células do hospedeiro como estranhas. Pode apresentar-se sob forma clínica aguda ou crónica. A principal diferença é a partir do dia em que aparecem, ou seja, antes ou depois do dia +100 de infusão.

A DEVH aguda (classificada em quatro graus I, II, III e IV) ocorre em 30-60% dos doentes e resulta em morte em 20% dos casos. A DEVH aguda pode surgir até ao dia +100 após o transplante, enquanto a DEVH aguda retardada surge após +100. Afecta principalmente a pele, causando erupção maculopapular, o fígado, causando iterícia, e o intestino, causando diarreia. As manifestações clínicas mais relevantes da DEVH aguda estão enumeradas no quadro 4. A fisiopatologia da DEVH aguda deve-se à lesão tecidular provocada pelo processo de condicionamento, que causa a ativação das células apresentadoras de antigénios do hospedeiro e a ativação das células T do dador e, por último, a fase efectora pela libertação de citocinas pró-inflamatórias e necrose tecidular. (17).

Para a profilaxia da DEVH aguda, são utilizados agentes imunossupressores como a ciclosporina, o tracrolimus, o micofenolato ou o metotrexato. Para o tratamento da DEVH aguda de grau I, que afecta apenas a pele, podem ser utilizados corticosteróides tópicos. Os graus mais avançados de GVHD já requerem terapia intravenosa, como altas doses de metilprednisolona intravenosa. Encontrar o equilíbrio entre o tratamento imunossupressor e a manutenção do controlo da infeção continua a ser um desafio. Os tratamentos de segunda linha incluem anticorpos monoclonais, como o alemtuzumab ou o infliximab, bem como inibidores da JAK1, como o ruxolitinib ou o vedolizumab. (1).

Quadro 4: Manifestações clínicas da DEVH aguda (1).

Corpo	Manifestações clínicas
Pele	Erupção cutânea eritematosa maculopapular (mãos e plantas dos pés). Pode progredir e afetar todo o corpo, causando comichão e dor. Em casos graves, surgem bolhas e descamação.
Fígado	Colestase e elevação das enzimas colestáticas em vez das transaminases.
Trato gastrointestinal	Anorexia, náuseas e vómitos. Diarreia aquosa que, em alguns casos, pode conter sangue fresco e muco, podendo também ser acompanhada de íleo paralítico.

A DECH crónica é a causa mais importante de morte sem doença recorrente ou progressiva após o transplante, manifestando-se por envolvimento multissistémico. Ocorre em 20-40% dos sobreviventes a longo prazo (18). O envolvimento crónico surge entre 3 meses e 2 anos após o transplante. As manifestações clínicas clássicas são as síndromes auto-imunes, como a miastenia ou a miosite, mas, em geral, pode afetar qualquer órgão. As manifestações clínicas mais relevantes estão descritas na tabela 5. A fisiopatologia deve-se a alterações nos mecanismos de imunidade inata e específica. (19). Para além dos danos que provoca, a DECH crónica parece desempenhar um papel protetor na progressão da doença maligna (19).

A primeira linha de tratamento é constituída por esteróides isolados ou em combinação com inibidores da calcineurina (ciclosporina ou tacrolimus). Geralmente, a terapêutica de primeira linha consegue a remissão da DEVH crónica em aproximadamente 20% dos doentes adultos. Se os sintomas progredirem durante as primeiras 4 semanas da terapêutica de primeira linha ou se não houver melhoria dos sintomas no prazo de cerca de 12 semanas, a terapêutica de segunda linha deve ser mudada para uma terapêutica de segunda linha. (1). Como terapêutica de segunda linha, não são recomendados mais de 3 agentes imunossupressores. Medicamentos como o imatinib e os retinóides são recomendados apenas em casos com sintomas de esclerose. (1).

Quadro 5: Manifestações clínicas da DEVH crónica (1)

Corpo	Manifestações clínicas
Pele	Erupção cutânea eritematosa maculopapular (mãos e plantas dos pés), prurido. Perturbações da pigmentação, lesões papuloescamosas, ictiose, queratose.
Olhos	Ceratite, atrofia da glândula lacrimal, síndrome do olho seco, blefarite, inflamação da conjuntiva.
Mucosa oral	Eritema, úlceras, destruição das glândulas salivares, gengivite, periodontite, perda de dentes,
Fígado	Colestase
Trato gastrointestinal	Disfagia, náuseas, vómitos, Diarreia crónica e síndrome de má absorção
Órgãos genitais	Secura vaginal, úlceras.

Pulmão	Sintomas de obstrução progressiva e irreversível, alveolite linfocítica, fibrose intersticial.
Articulações e músculos	Restrição dos movimentos articulares, complicações reumáticas, esclerose.

E. Rejeição do transplante:

[99]O enxerto é definido pelos primeiros 3 dias consecutivos com uma contagem absoluta de neutrófilos superior a 0,5 × 10 /L (mais >20 × 10 /L de plaquetas e hemoglobina >80 g/L, sem transfusão). A incidência de falência do enxerto ocorre em < 3-5% no transplante autólogo e alogénico, mas aumenta para 10% no transplante haploidêntico. As causas associadas ao desenvolvimento da falência do enxerto são: condicionamento insuficiente, anomalias das células do dador, anomalias do hospedeiro, fármacos, infecções, rejeição imunitária ou baixa carga de CD34. (1). O tempo de enxerto é de aproximadamente 15-20 dias com progenitores do sangue periférico, 20-25 com a medula óssea e 23-35 dias com o cordão umbilical. [99]A falha do enxerto é definida como uma contagem de neutrófilos <0,5 × 10 /L, plaquetas <20 × 10 /L e hemoglobina <8 dg/L aos 28, 35 e 42 dias (sangue periférico, medula óssea e sangue do cordão umbilical, respetivamente) após a infusão.

O tratamento da rejeição do enxerto deve ser iniciado o mais cedo possível. As actividades mais recomendadas a seguir são: parar todos os medicamentos tóxicos, tratar infecções, iniciar G-CSF (factores estimulantes de colónias de granulócitos), ajustar a terapêutica imunossupressora e utilizar análogos da trombopoetina. (1).

F. Síndrome do enxerto:

Deve-se à reconstituição do sistema imunitário após o TCTH. Manifesta-se como uma febre alta, bem tolerada, de origem não infecciosa, causada pelo desenvolvimento dos primeiros neutrófilos no sangue periférico, indicando enxerto. A patogénese desta síndrome é a lesão endotelial devido à libertação maciça de citocinas pró-inflamatórias, C-GSF, EPO e produtos da degranulação dos neutrófilos e do metabolismo oxidativo. A profilaxia desta síndrome consiste em evitar a utilização de G-CSF após o transplante em doentes de alto risco. O tratamento consiste na interrupção imediata do G-CSF e, se a febre persistir mais de 48 horas após o início dos antibióticos, deve ser iniciado um tratamento com corticosteróides (20).

3.3.Infeção fúngica invasiva

A infeção fúngica invasiva (IFI) é a infeção fúngica mais comum em doentes com doenças hematológicas e transplante de células estaminais hematopoiéticas, com elevada morbilidade e mortalidade. A taxa média de mortalidade é superior a 50% nestes grupos de doentes. Por conseguinte, é fundamental uma avaliação crítica do risco individual de IFI por doente, a fim de selecionar a melhor abordagem profiláctica e/ou terapêutica para aumentar a sobrevivência destes doentes. (21).

O agente etiológico mais frequente nestas infecções é o Aspergillus fumigatus (Figura 1), um tipo de fungo filamentoso, mas nota-se um aumento considerável de outras espécies capazes de causar esta doença invasiva pertencentes ao mesmo género Aspergillus e a outros géneros como Fusarium, Scedosporium e os fungos mucorales. (21). A infeção fúngica invasiva causada por Aspergillus é designada por aspergilose invasiva (AI).

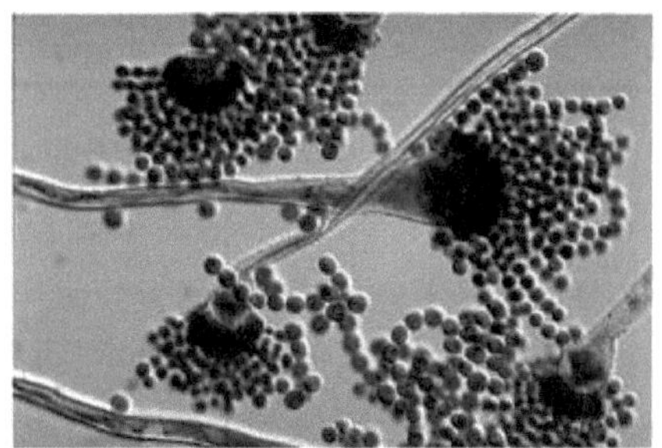

Figura 1: Imagem de *Aspergillus* ao microscópio (22).

Os períodos de risco mais frequentes incluem o período pré-enxerto, o período pós-enxerto (entre os dias +40 e +100) e o período pós-transplante tardio (a partir do dia +100). Durante o período pré-enxerto, quando a neutropenia e os danos nas mucosas são mais graves. No período pós-enxerto, porque os doentes correm um risco acrescido de doença do enxerto contra o hospedeiro e de reactivações virais devido a defeitos na imunidade das células T. No período pós-transplante tardio, devido à GVHD crónica, à recuperação tardia do sistema imunitário e, ocasionalmente, à neutropenia secundária. (22).

Antes da introdução da profilaxia antifúngica, a prevalência de infecções por Candida, um fungo tipo levedura (Figura 2), no TCTH era de 18-20% (22). (22). Contudo, a utilização de fluconazol profilático em 1990 reduziu significativamente a incidência de candidemia sistémica e diminuiu também a mortalidade secundária a infecções sistémicas por Candida. Mas este sucesso da profilaxia transformou-se rapidamente num gerador de resistência à Candida e tornou as espécies C. krusei e C. glabrata as mais predominantes. (23). Nas últimas duas décadas, as infecções fúngicas respiratórias causadas por Aspergillus spp. tornaram-se as mais prevalentes. O modo de infeção das leveduras é geralmente por via venosa ou intestinal, ao contrário das infecções por outros fungos que são adquiridas por inalação de esporos. Nos doentes submetidos a TMCH, as primeiras linhas de defesa, tais como os macrófagos alveolares e os neutrófilos, não são normalmente funcionais. Além disso, os esporos de Aspergillus germinam e emitem hifas que invadem os vasos sanguíneos, levando à oclusão venosa e à disseminação para outros órgãos, resultando num desfecho fatal, como a morte em 60% dos doentes. (1).

No contexto do TCTH, a aspergilose invasiva pode ocorrer em duas fases. A AI precoce é influenciada pela doença subjacente e pela idade do doente, pela utilização do sangue do cordão umbilical como fonte de progenitores e pela doença por citomegalovírus (CMV). Na IA tardia pós-transplante, o fator de risco mais importante é a doença crónica extensa do enxerto contra o hospedeiro (GVHD), durante a qual, juntamente com a imunodeficiência profunda, ocorre uma alteração qualitativa da função dos neutrófilos (24). A tabela seguinte apresenta outros critérios de risco para a IFI:

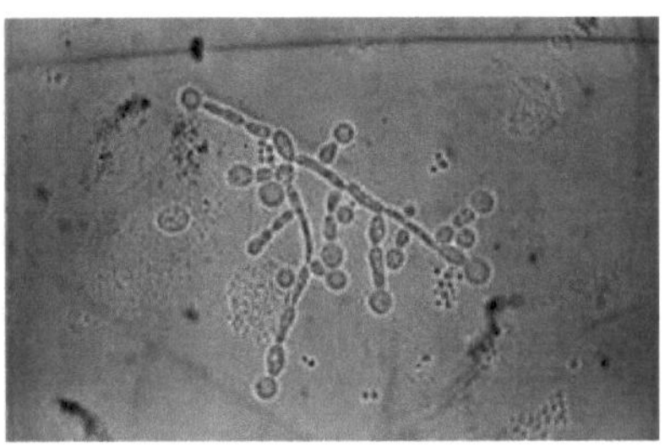

Figura 2: Imagem de *Candida* ao microscópio (24)

Critérios de risco de doença fúngica invasiva de acordo com o consenso proposto pela Organização Europeia para a Investigação e Tratamento do Cancro/Grupo Cooperativo de Infecções Fúngicas Invasivas e Grupo de Estudo das Micoses Infecciosas (EORTC/MSG) (2020). (25):

Critérios de acolhimento	**Critérios clínicos**	**Critérios microbiológicos**
[9]História recente de neutropenia (<0,5x10 neutrófilos/L >10 dias).	-Doença fúngica do trato respiratório inferior (excluir etiologia alternativa). Presença na imagiologia radiológica de 1/3: lesões densas e bem demarcadas com ou sem sinal da auréola, sinal do crescente aéreo ou nódulo cavitado.	-Testes diretos: citologia, microscopia direta ou cultura direta de fungos ou leveduras.

Critérios de acolhimento	Critérios clínicos	Critérios microbiológicos
-Recetor de transplante alogénico.	Traqueobronquite ou ulceração traqueobrônquica.	-Testes indirectos: galactomanano e PCR em *Aspergillus.*
-Doença hematológica.	-Infeção por Nasosinus.	
-Utilização prolongada de corticosteróides (0,3 mg/kg/dia de prednisona ou equivalente > 3 semanas.	-Infeção do sistema nervoso central.	
Tratamento com agentes imunossupressores como ciclosporina, anti-TNF-α, certos anticorpos monoclonais ou análogos de nucleósidos durante os últimos 90 dias.	-Candidíase disseminada.	
-Imunodeficiência hereditária grave (como a doença granulomatosa crónica ou a imunodeficiência combinada grave).		

Critérios de acolhimento	Critérios clínicos	Critérios microbiológicos
GVHD aguda de grau III ou IV (intestinal, pulmonar ou hepática) refractária à terapêutica de primeira linha com esteróides.		

3.4.Agentes causais mais comuns

Aspergillus

Existem mais de 250 espécies de *Aspergillus*, mas as mais comuns incluem *A. fumigatus* (57%), *A. flavus* (12%), *A. terreus* (12%) e *A. niger* (10%). (26). São os fungos patogénicos oportunistas mais comuns que afectam os doentes imunocomprometidos (27). O género *Aspergillus* afecta tipicamente os pulmões, causando aspergilomas, doenças relacionadas com a hipersensibilidade, como a asma alérgica, a pneumonite ou a aspergilose broncopulmonar alérgica. Os doentes imunodeprimidos estão mais expostos ao risco de formas disseminadas e invasivas de aspergilose. (28). Também pode afetar órgãos como os olhos e causar endoftalmite no sistema nervoso central e levar a abcessos cerebrais e encefalopatia (29). As espécies de *Aspergillus* encontram-se principalmente no ambiente exterior que nos rodeia, nos solos, na vegetação e nas sementes, mas também podem ser encontradas em espaços interiores. A infeção é adquirida através da inalação de conídios para os pulmões, desencadeando a ativação da resposta imunitária inata e adaptativa. (26). Os macrófagos presentes nas vias respiratórias contribuem para a fagocitose e a produção de mediadores secundários que reconhecem as paredes celulares de beta-D-glucano. Desta forma, os neutrófilos são recrutados e a imunidade mediada por células é activada, levando à destruição do organismo. Noutros casos, a infeção pode propagar-se através do sangue e fixar-se noutros órgãos, como o sistema nervoso ou circulatório. (28).

Cândida

Várias espécies de *Candida* estão implicadas na causa de várias doenças, tais como *C. albincans, C. krusei, C. glabrata, C. tropicalis, C. lusitaniae* e *C. parapsilosis, tanto em doentes* imunocomprometidos como em doentes imunocompetentes. *Parapsilosis* tanto em doentes imunocomprometidos como em doentes imunocompetentes. *A Candida* é um microrganismo ubíquo no ambiente. A resposta imunitária à *Candida* depende da localização do fungo. Quando encontrado na orofaringe, a defesa local consiste na geração de proteínas incorporadas na saliva que impedem a adesão e o crescimento. (30). No caso de infecções disseminadas, a imunidade inata desempenha um papel fundamental na eliminação da *Candida.* Os neutrófilos e os monócitos reconhecem a superfície fúngica e opsonizam e matam o fungo através de mecanismos oxidativos. As células endoteliais segregam mediadores pró-inflamatórios que ajudam a resistir à invasão vascular. A imunidade humoral também desempenha um papel importante na ativação do complemento para recrutar fagócitos para ajudar na destruição do organismo. (28).

Pneumocystis

Durante décadas, pensou-se que *o Pneumocystis* era um protozoário, mas acabou por se descobrir que se tratava de um fungo unicelular. A espécie *Pneumocystis jirovecii* é responsável por causar patologia nos seres humanos. Os doentes com HCTD e outras doenças hematológicas são particularmente susceptíveis a esta infeção. Os sintomas da doença incluem tosse, febre, perda de peso e até insuficiência respiratória. (28).

Mucormicose

A grande maioria dos fungos mucorais que infectam os seres humanos são dos géneros *Rhizopus, Mucor e Lichtheimia*. Estas espécies encontram-se geralmente em matéria orgânica em decomposição. A infeção é adquirida por inalação de esporos através do ar ou diretamente por inoculação através de membranas mucosas alteradas. Consequentemente, para além da localização no trato respiratório, estas espécies podem causar doença disseminada, especialmente em doentes imunocomprometidos, como os profissionais de saúde (28). A sobrevivência depende de um diagnóstico e tratamento rápidos. A mortalidade chegou a atingir 88% na década de 1960, sendo atualmente de cerca de 15% (31). (31).

3.5.Diagnóstico de infecções fúngicas

Fungos filamentosos:

O diagnóstico de infecções fúngicas filamentosas invasivas continua a ser um desafio. As manifestações clínicas em doentes com TCTH são inespecíficas e difíceis de distinguir de outras infecções não fúngicas e complicações não infecciosas. O diagnóstico baseia-se no exame histopatológico dos tecidos infectados, em imagens de TC torácica e em culturas microbiológicas. (1). Embora as técnicas histopatológicas sejam a norma de ouro, muitos médicos recusam-se a realizar procedimentos invasivos nestes doentes devido a possíveis complicações ou problemas de coagulação subjacentes; por conseguinte, a maioria das infecções é classificada como provável ou possível e o tratamento é completamente empírico. As culturas microbiológicas têm a vantagem de permitir a identificação do agente causador, mas são demoradas e requerem conhecimentos especializados. Além disso, as hemoculturas são frequentemente negativas para fungos, mesmo em infecções disseminadas, e as culturas de expetoração têm uma sensibilidade e um valor preditivo moderados. (1).

O desenvolvimento de testes serológicos foi o grande avanço. O galactomanano é uma molécula que faz parte da parede celular dos fungos e é libertada durante o crescimento, o que significa que pode ser detectada por técnicas comerciais de imunoensaio enzimático. (32) (33). Anteriormente, os estudos determinavam um teste positivo quando o índice era maior ou igual a 1,5. Atualmente, as diretrizes da ECIL dão o resultado como positivo quando o índice é maior ou igual a 0,7 ou repetido 0,5. Isto permite a deteção de infecções fúngicas antes do aparecimento de manifestações clínico-radiológicas. No entanto, o aumento da sensibilidade através da redução dos pontos de corte resulta numa perda de especificidade. Além disso, os resultados falsos positivos e falsos negativos são bastante frequentes e a reatividade cruzada com outras espécies *não pertencentes ao género Aspergillus*, incluindo *Fusarium spp, Penicillium spp, Acremonium spp, Alternaria spp e Histoplasma capsulatum*, ocorre frequentemente, apesar de a técnica não ser capaz de detetar mucorales.

A sensibilidade e a especificidade da radiologia convencional são muito baixas para diagnosticar ou excluir infecções fúngicas. A tomografia computorizada do pulmão está a ganhar popularidade rapidamente como técnica de diagnóstico. O aparecimento de nódulos pulmonares com ou sem sinais de halo nos achados é sugestivo de doença fúngica invasiva. O sinal do halo aparece no início do curso da infeção e, mais tarde, estas lesões tornam-se mais inespecíficas. (34).

Levedura:

As culturas microbiológicas são o padrão de ouro para o diagnóstico de infecções invasivas *por Candida* e candidaemia, mas têm baixa sensibilidade, especialmente para a candidíase crónica disseminada. Para além disso, as culturas demoram cerca de cinco dias a crescer. Estão a ser desenvolvidos painéis automatizados para diagnosticar a candidaemia no sangue e identificar as espécies de *Candida* em menos de cinco horas. (35).

O β-d-glucano é um componente da parede de muitos fungos, como *Candida spp, Fusarium spp* e *Pneumocystis*. Os testes utilizados para o diagnóstico dão resultados com boa sensibilidade, mas baixa especificidade e valores preditivos positivos devido à elevada taxa de falsos positivos. (32) (33).

Pneumocystis jirovecii:

Os ensaios de imunofluorescência são o método microscópico mais sensível. A PCR em tempo real no líquido broncoalveolar pode ser utilizada para o diagnóstico de Pneumocystis. No entanto, um resultado positivo não significa que o doente tenha a infeção, uma vez que cargas fúngicas baixas de doentes colonizados dão resultados positivos. (36).

3.6.Objectivos

O principal objetivo desta tese de mestrado é fazer uma revisão das infecções fúngicas invasivas num tipo especial de população, como é o caso dos doentes com TCTH. Pretende-se também conhecer os métodos de profilaxia e tratamento, descrevendo os fármacos antifúngicos mais utilizados.

Como objectivos secundários, pretende-se sensibilizar os doentes de transplantes hematológicos e as caraterísticas que os predispõem a sofrer estas infecções.

4. Material e métodos

Desenho: Foi efectuada uma revisão de documentos de sociedades científicas, revisões sistemáticas e estudos científicos dedicados aos transplantes hematopoiéticos e à descrição das infecções fúngicas como uma das complicações mais comuns nestes doentes.

Estratégia de pesquisa: Foi efectuada uma pesquisa nas bases de dados Pubmed, Cochrane Library e Science Diret para documentos e orientações de prática clínica publicados por diferentes sociedades espanholas e internacionais. A pesquisa foi efectuada em inglês. Foram utilizadas as seguintes palavras-chave e conectores lógicos para a pesquisa:

"HSCT E infecções fúngicas; Infecções fúngicas invasivas; Aspergilose E tratamento; Candidíase E tratamento."

Limitámos os anos de pesquisa a 10, embora também tenhamos revisto as referências bibliográficas originais dos artigos para selecionar outros estudos que poderiam ser potencialmente incluídos nesta revisão.

Critérios de inclusão e exclusão: Os critérios de inclusão foram que os estudos deveriam ser em inglês, incorporar recomendações sobre a gestão de infecções fúngicas em doentes submetidos a transplante de células estaminais hematopoiéticas, utilização adequada de antifúngicos, diretrizes de prática clínica de rotina.

Os principais critérios de exclusão foram: os artigos não incluíam informações sobre a utilização de antifúngicos em doentes transplantados hematopoiéticos e/ou não faziam referência a diretrizes de profilaxia e tratamento. Artigos publicados antes de 2012.

Extração de dados: Foram localizados 1.113 estudos após a pesquisa inicial, mas 897 estudos foram excluídos da triagem após a aplicação de filtros de "revisão, revisão sistemática e 10 anos". Com as revisões subsequentes, foram descartados 149 estudos que não eram relevantes para o objetivo desta revisão. Finalmente, foram selecionados 105 artigos, incluindo 15 revisões sistemáticas, 8 diretrizes de prática clínica e 82 artigos originais, que incluíam recomendações de várias sociedades profissionais.

Para proceder à seleção final, foram revistos os resumos e, se necessário, as conclusões dos artigos, de modo a concluir se a informação neles contida estava ou não relacionada com o objetivo do nosso estudo e se cumpria os critérios de inclusão.

O fluxograma seguinte descreve o rastreio após a revisão.

1.113 artículos

Pubmed: 893
Cochrane Library: 84
Science Direct : 136

216 artículos

Restriccion por:
Revisión, revisión sistemática y 10 años

No información uso de antifúngicos en TCMH
No indicación pautas profilaxis ni tratamiento

118 artículos

Información duplicada

67 artículos

Búsqueda por citas originales

38 artículos

105 artículos totales

5. Resultados e discussão

Como já foi referido, as infecções nos doentes neutropénicos são as complicações mais importantes e graves. Nesta secção, vamos centrar-nos na abordagem das infecções fúngicas, desde a profilaxia indicada para prevenir as infecções nestes doentes até ao tratamento quando aparecem sinais de doença.

5.1. Profilaxia

As medidas profilácticas têm como principal objetivo evitar a aquisição de agentes causadores de AI a partir do ar que rodeia o doente, prevenindo assim a colonização da árvore brônquica. A utilização de filtros HEPA nos quartos de isolamento é muito útil para evitar a aquisição hospitalar destes agentes patogénicos. (37) (38).

Atualmente, os antifúngicos azólicos são os fármacos mais utilizados para a profilaxia em populações com elevado risco de AI, como os doentes com leucemia mieloide aguda, síndrome mielodisplásica, doentes com neutropenia grave e persistente, doentes com transplante alogénico (HSCT) durante a fase de neutropenia e doentes com imunossupressão (39). (39)(40). A duração óptima da profilaxia antifúngica contra fungos filamentosos não é totalmente clara. Assim, em doentes que permanecem neutropénicos, faz sentido mantê-la até à recuperação completa da neutropenia e em doentes com GVHD até que a atividade do surto seja controlada (41) (42).

As recomendações para a profilaxia antifúngica são específicas para cada fase:

Durante a fase de neutropenia pré-enxerto, o fluconazol numa dose de 400 mg por dia é mais frequentemente recomendado em locais com uma baixa incidência de fungos filamentosos. Em locais com uma incidência mais elevada de infecções por fungos filamentosos, devem ser adoptadas outras alternativas, como o voriconazol. Outra alternativa seria a micafungina. Em locais com uma maior incidência de infecções fúngicas filamentosas, recomenda-se a adição de anfotericina B lipossómica em aerossol ao tratamento. Embora não existam dados de ensaios específicos sobre a utilização do posaconazol para profilaxia, o posaconazol está posicionado como uma alternativa à profilaxia padrão em doentes neutropénicos com leucemia mieloide aguda e síndrome mielodisplásica (40). De acordo com uma meta-análise efectuada por Wang et al. de 69 ensaios clínicos aleatórios que compararam 12 tratamentos antifúngicos diferentes, concluíram que o voriconazol é o antifúngico mais indicado para a profilaxia em doentes com TCTH, enquanto o posaconazol é a melhor escolha para a profilaxia em doentes com leucemia mieloide e síndrome mielodisplásica. (43).

Durante a fase pós-enxerto, com o elevado risco de infeção que ocorre durante as complicações do enxerto contra o hospedeiro, as diretrizes recomendam a utilização de posaconazol para profilaxia nestes doentes. (40).

A profilaxia *do Pneumocystis jirovecii* com trimetoprim oral e sulfametoxazol 2 ou 3 vezes por semana é o regime de eleição. Deve ser administrada durante todo o período de risco, ou seja, desde o enxerto até mais de 6 meses. Outros fármacos, como a pentamidina inalada, a atovaquona ou a dapsona, são alternativas de segunda linha quando o trimetoprim e o sulfametoxazol estão contra-indicados ou são mal tolerados. (33).

De acordo com as diretrizes da IDSA e da ASCO, recomenda-se a profilaxia antifúngica com um triazol oral ou equinocandinas intravenosas em doentes com neutropenia profunda e prolongada, como os que sofrem de leucemia, síndromes mieloproliferativas e TCTH. (44). Além disso, a profilaxia é também recomendada em doentes com mucosite de grau III e IV, em que o risco de candidíase é bastante elevado. Em doentes com baixo risco de neutropenia profunda e prolongada, a profilaxia antifúngica não é recomendada.

Os médicos responsáveis devem ser capazes de distinguir entre o risco de candidíase invasiva e outras infecções fúngicas invasivas. O fluconazol tem atividade contra as leveduras, mas não contra os fungos filamentosos. No entanto, as equinocandinas e os antifúngicos azólicos, como o posaconazol, o voriconazol e o isavuconazol, são os agentes mais activos contra os fungos filamentosos. (45).

Quando o risco de aspergilose invasiva é superior a 6%, recomenda-se a inclusão de um triazol ativo contra fungos filamentosos em doentes com TCTH, leucemia e síndromes mieloproliferativas. O risco de infecções fúngicas invasivas é maior em doentes com transplante alogénico avançado de células estaminais e em doentes com doença do enxerto contra o hospedeiro, pelo que deve ser considerada a adição de uma terapêutica antifúngica ativa. (37) (46) (47) (48).

5.2.Tratamento de infecções fúngicas

A neutropenia profunda e prolongada, acompanhada de febre durante 5-7 dias, e com cobertura antibiótica de largo espetro tem sido, desde há muito, o fator que desencadeia o início da terapêutica antifúngica de largo espetro, definida como terapêutica antifúngica empírica. (49). Esta prática nunca foi apoiada numa base científica e tem inconvenientes significativos, incluindo a toxicidade dos medicamentos e o aumento dos custos do tratamento. Apesar disso, a terapia empírica continua a ser o padrão de tratamento na maioria dos centros. Tendo em conta este facto, as orientações da ECIL recomendam a utilização de caspofungina (70 mg como dose de carga e 50 mg por dia posteriormente) ou anfotericina B lipossómica a 3 mg/kg. (40).

A terapêutica orientada para o diagnóstico, também designada por **terapêutica antecipatória**, está a ser implementada em muitos centros devido a melhorias nas técnicas de diagnóstico. O objetivo desta terapia é iniciar a terapia em doentes de alto risco apenas quando existem marcadores precoces de infeção fúngica, tais como testes de galactomanano, ou PCR positivo, ou exames imagiológicos sugestivos de lesão (1).

A terapêutica dirigida é utilizada em doentes com infeção fúngica comprovada ou provável:

O voriconazol e o isavuconazol são recomendados como tratamento de primeira linha para a aspergilose invasiva, incluindo a aspergilose cerebral. (50). Num ensaio clínico aleatório, o voriconazol e o isavuconazol demonstraram igual eficácia, mas o isavuconazol tem um melhor perfil de segurança do que o voriconazol e menos interações medicamentosas (51). A combinação de dois agentes antifúngicos com mecanismos de ação diferentes, como a administração de um triazol juntamente com uma equinocandina, não é recomendada porque não demonstrou superioridade em relação à monoterapia com triazol (52). (52). A anfotericina B lipossómica a 3 mg/kg é a alternativa mais recomendada quando os azóis não podem ser utilizados devido a problemas de intolerância, interações medicamentosas, exposição prévia a antifúngicos azólicos como profilaxia e problemas de resistência aos azólicos (53). (53). A duração habitual é de 6-12 semanas, seguida de profilaxia secundária em doentes que mantêm uma terapêutica imunossupressora. Durante a primeira semana de tratamento, as lesões pulmonares podem aparecer aumentadas nos exames imagiológicos; este facto parece estar associado ao processo normal da doença e não se correlaciona com piores resultados. (1).

O tratamento da mucormicose inclui o controlo das doenças subjacentes do doente, o desbridamento cirúrgico e a terapia antifúngica. Atualmente, as formulações de anfotericina B lipossómica em doses de 5-10 mg/kg constituem a primeira linha de tratamento. (50) (54). Quando a infeção estiver controlada, o posaconazol e o isavuconazol podem ser utilizados por via oral para a terapêutica de manutenção.

As hialohifomicoses são um grupo heterogéneo de fungos que inclui espécies de *Fusarium*, *Scedosporium*, *Acremonium* e *Scopulariopsis*. As manifestações clínicas variam entre colonização, infecções localizadas e infecções invasivas e disseminadas. A primeira linha de tratamento para estas infecções inclui o voriconazol e o desbridamento cirúrgico. O posaconazol pode ser utilizado como terapêutica de resgate. O voriconazol é também o tratamento recomendado para as infecções por Scedosporium. (55).

As equinocandinas são consideradas a primeira linha de tratamento para a candidíase sistémica e a candidemia, seguidas de uma terapia orientada, uma vez conhecidas as espécies de *Candida* e a suscetibilidade antifúngica (56). (56). A remoção do cateter é a ação mais recomendada no caso de infecções sistémicas. A duração do tratamento deve ser de 14 dias após a primeira hemocultura ser negativa. É de notar que a resistência às equinocandinas está a aumentar, especialmente no caso da *C. glabrata* e nas recentes descobertas de outras espécies (57).

O tratamento de escolha para os doentes com infeção por *Pneumocystis jirovecii* é o trimetoprim e o sulfametoxazol em doses elevadas. A alternativa é a primaquina e a clindamicina. A duração do tratamento é de cerca de 3 semanas, seguida de profilaxia secundária. (58).

A tabela 7 resume os antifúngicos utilizados como agentes de primeira linha no tratamento da aspergilose invasiva e da mucormicose em doentes transplantados hematopoiéticos, de acordo com as diretrizes da ECIL, e a tabela 8 fornece esclarecimentos sobre o nível de recomendação e as provas das recomendações europeias.

Embora as taxas de eficácia antifúngica sejam elevadas para a maioria das IFI, são as questões de segurança que limitam a utilização dos antifúngicos tradicionais na prática clínica. O polieno anfotericina B, um padrão de ouro eficaz no tratamento da maioria das IFI, tem sido associado a um aumento dos efeitos adversos e exige uma monitorização extensiva dos doentes. As equinocandinas oferecem opções adicionais no tratamento de *Candida* ou *Aspergillus* e só estão disponíveis por via intravenosa.

Os fármacos azólicos, a pedra angular da terapia antifúngica, são limitados por diferentes espectros, pela segurança ou por aspectos da formulação farmacêutica. O fluconazol não tem atividade contra o *Aspergillus*, o voriconazol não é eficaz contra os agentes mucorais e tem um perfil de efeitos adversos muito relevante, tal como referido na secção sobre este medicamento. O posaconazol, embora tenha um melhor espetro antifúngico, não tem melhores provas clínicas de eficácia e, por conseguinte, não tem indicações oficiais para o tratamento de infecções *por Aspergillus* ou mucorales.

Recomendações das diretrizes da ECIL sobre agentes antifúngicos de primeira linha para a aspergilose invasiva e a mucormicose em doentes com TCTH (40).

	Grau de recomendação	**Posologia**

Aspergilose invasiva		
Voriconazol	IA	6 mg/kg de 12 em 12 horas no primeiro dia, seguido de 4 mg/kg de 12 em 12 horas.
Isavuconazol	IA	200 mg de 8 em 8 horas durante 2 dias e continuar com 200 mg por dia.
Anfotericina B lipossómica	BI	3 mg/ kg / dia
Complexo lipídico de anfotericina B	BII	5 mg/ kg / dia
Dispersão coloidal de anfotericina B	IC	
Caspofungina	CII	
Itraconazol	CIII	
Combinação de anidulafungina + voriconazol	IA	
Mucormicose invasiva		
Desoxicolato de anfotericina B	CII	
Anfotericina B lipossómica	BII	5 mg/kg / dia

Complexo lipídico de anfotericina B	BII	
Dispersão coloidal de anfotericina B	CII	
Posaconazol	CIII	

Tabela 8. Clarificação do grau de recomendação e da qualidade da evidência da diretriz ECIL (40).

Nível de recomendação e qualidade da evidência ECIL	
Grau de recomendação	
A	Boas provas para recomendar a sua utilização
B	Provas moderadas para apoiar a recomendação
C	Pouca evidência para apoiar a recomendação
Qualidade das provas	
I	Evidência de ≥ 1 ensaio adequado, aleatório e controlado
II	Evidências de ≥ 1 ensaio clínico bem concebido, sem aleatorização; de estudos analíticos de coortes ou de casos controlados; de séries cronológicas múltiplas; ou de resultados dramáticos de experiências não controladas.
III	Prova de pareceres de autoridades respeitadas, com base na experiência clínica, em estudos descritivos ou em relatórios de comités de peritos.

Por este motivo, a Sociedade Espanhola de Doenças Infecciosas e Microbiologia (SEIMC) posiciona o voriconazol e o isavuconazol como agentes de primeira linha para o tratamento da AI em doentes hematológicos. A anfotericina B é considerada um tratamento alternativo para os doentes que não toleram os azóis ou os derivados alérgicos, que sofreram efeitos adversos hepáticos, que estão sob efeito terapêutico ou que estão a ser tratados com medicamentos que interagem com eles. O uso de equinocandinas (caspofungina, micafungina ou anidulafungina) só é recomendado como terapia combinada de resgate ou em casos que não permitam o uso de azóis ou anfotericina B (39).

Assim, o tratamento de segunda linha varia consoante o tratamento inicial de primeira linha administrado ao doente. Assim, ou se recorre à monoterapia com um antifúngico de uma classe diferente (por exemplo, anfotericina B lipossómica após tratamento com um azol ou vice-versa) ou, se se optar pela terapêutica combinada, adiciona-se uma equinocandina ao tratamento de primeira linha com azóis ou anfotericina B lipossómica (39).

5.3.Descrição dos medicamentos mais utilizados

Esta secção descreve os medicamentos antifúngicos mais utilizados na profilaxia e no tratamento de infecções fúngicas que ocorrem em doentes com TCTH.

A imagem seguinte (Figura 3) resume visualmente os medicamentos antifúngicos e o seu alvo de ação que serão desenvolvidos a seguir. (59).

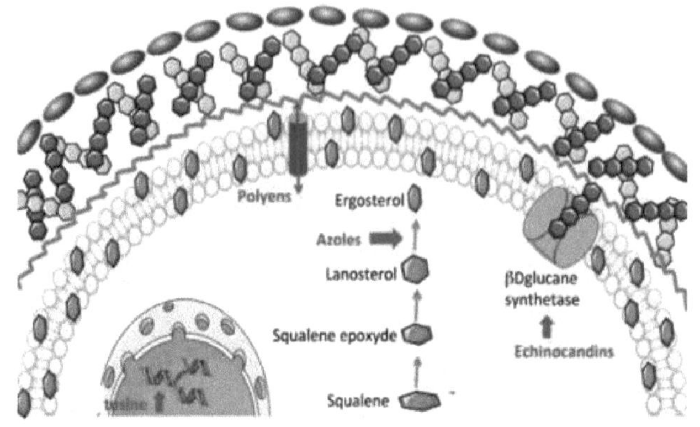

Figura 3. alvos farmacológicos dos antifúngicos (59)

5.3.1.Antifúngicos azólicos

Os antifúngicos azólicos podem ser classificados em imidazóis (cetoconazol) e triazóis (fluconazol, itraconazol, voriconazol, posaconazol e isavuconazol) com base na sua estrutura química. Os triazóis são os antifúngicos mais utilizados tanto para a profilaxia como para o tratamento, tal como referido anteriormente, uma vez que têm atividade contra a maioria dos agentes patogénicos fúngicos sem os efeitos nefrotóxicos graves observados com a anfotericina B. Os novos azóis tornaram-se o padrão de tratamento para muitas infecções fúngicas.

Os antifúngicos triazólicos fluorados (fluconazol, voriconazol, isavuconazol e posaconazol) são fármacos com uma estrutura química triazólica, com três átomos de azoto na sua estrutura. Para obter uma melhor atividade in vitro, foi testada a inclusão de átomos de flúor na estrutura. Desta forma, conseguiu-se uma maior atividade inibitória e aumentou-se o espetro de atividade contra espécies fúngicas que eram inertes ao composto inicial. (60).

O mecanismo de ação é a inibição da desmetilação do 14-alfa-lanosterol mediada pela enzima dependente do citocromo P450 lanosterol 14-alfa-desmetilase, que é um passo essencial na biossíntese do ergosterol na membrana celular dos fungos. A acumulação de 14-alfa-metilesteróis está correlacionada com uma acumulação de precursores de esteróis metilados e uma consequente perda de ergosterol na membrana celular fúngica, levando a um enfraquecimento da estrutura e da função da membrana celular fúngica. (61).

Os mecanismos de resistência aos azóis que foram descritos são: a) ativação de vias metabólicas alternativas, b) modificações do gene ERG11, que codifica a 14-lanosterol desmetilase, produzindo enzimas com menor afinidade, c) sobreexpressão do primeiro gene e d) indução de sistemas de expulsão activos. A maior parte destes mecanismos são descritos para as leveduras, mas alguns ocorrem também nos fungos filamentosos (60).

Todos os antifúngicos azólicos interagem, em maior ou menor grau, com citocromos e outras enzimas. Embora isto seja discutido especificamente na secção sobre cada azólico, as interações destes antifúngicos com as enzimas responsáveis pelo metabolismo estão resumidas no Quadro 9. (59).

Quadro 9: Interações dos antifúngicos azólicos com enzimas envolvidas no metabolismo de fase 1 e 2 e proteínas de transporte (59).

	Voriconazol	Isavuconazol	Posaconazol	Fluconazol
Enzimas de fase 1				
CYP 3A4/5	I S	I S	I	I S
CYP 2B6	I	I	-	-
CYP 2C9	I S	-	-	I S
CYP2C19	I S	-	-	I S

Enzimas de fase 2				
UGT	-	I	S	I
Proteínas de transporte				
P-glicoproteína	-	I	I S	S
BCRP	-	I	I	-
OCT2	-	I	-	-

Abreviaturas: CYP, citocromo; UGT, uridina difosfato glucuronosiltransferase; BCRP, proteína de resistência ao cancro da mama; OCT2, transportador de catiões orgânicos tipo 2; I, inibidor metabólico; S, substrato enzimático.

Voriconazol

Antifúngico derivado do triazol (Figura 4) com indicações aprovadas pela Agência Espanhola de Medicamentos e Produtos de Saúde (AEMPS) para o tratamento de AI, candidemia em doentes não neutropénicos, infecções invasivas graves por *Candida* (incluindo *C. krusei* resistente ao fluconazol), infecções fúngicas graves por *Scedosporium spp.* e *Fusarium spp.* e também como profilaxia de IFI em receptores de HSCT de alto risco (61) (62). Desde que

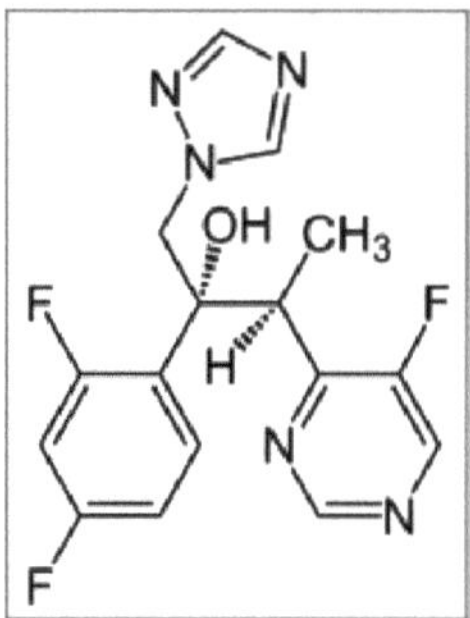

Figura 4: Estrutura química
do voriconazol (64)

o , que foi introduzido na terapêutica em 2002, tem sido posicionado como o tratamento de eleição para a aspergilose invasiva (63).

Recomenda-se uma dose de carga no primeiro dia para atingir o estado estacionário. Por via intravenosa, a dose de carga é de 6 mg/kg/12 horas e a dose de manutenção é de 4 mg/kg/12 horas. Dada a boa biodisponibilidade oral (96%), recomenda-se a administração por esta via sempre que possível. A dose de carga utilizada por via oral é de 400 mg de 12 em 12 horas nos adultos com mais de 40 kg e nas crianças com mais de 15 anos. A dose de manutenção é de 200 mg de 12 em 12 horas. Para crianças com menos de 15 anos ou adultos com menos de 40 kg, a dose de carga é de 200 mg de 12 em 12 horas e a dose de manutenção é de 100 mg/12 horas. (61).

O metabolismo do voriconazol é hepático e principalmente pela isoenzima CYP2C19 do citocromo P450, e numa minoria pelas CYP3A4 e CYP2C9. Os polimorfismos genéticos no CYP2C19 resultam em fenótipos de metabolizadores rápidos e lentos, causando aproximadamente 30-50% de variação nas concentrações plasmáticas. É por esta razão que muitos autores defendem a necessidade de genotipar o CYP2C19 como parte da monitorização das concentrações de voriconazol, a fim de evitar reacções adversas. (64) (65).

Dado o seu mecanismo de ação e metabolismo, existem muitas interações, uma vez que se trata de um potente inibidor das isoenzimas do citocromo (citocromo P450, CYP2C19, CYP2C9 e CYP3A4), o que provoca um aumento das concentrações plasmáticas dos fármacos metabolizados através delas. O quadro seguinte resume as interações mais relevantes referidas na ficha de dados:

Quadro 10: Interações farmacológicas mais relevantes.

Medicamentos	**Mecanismo**	**Resultado**	**Recomendação**
Rifampicina	Indução enzimática	↓[Voriconazol].	Contraindicado
Carbamazepina	Indução enzimática	↓[Voriconazol].	Contraindicado
Barbitúricos	Indução enzimática	↓[Voriconazol].	Contraindicado
Astemizol, cisaprida, pimozida, quinidina, terfenadina	Substratos do CYP3A4	Podem causar prolongamento do intervalo QTc e torsades de pointes.	Contraindicado
Efavirenz	Indutor do CYP450; inibidor e substrato do CYP3A4		Contraindicado

Alcalóides da ergotamina (ergotamina e di-hidroergotamina)	Substratos do CYP3A4	As concentrações plasmáticas de alcalóides estão aumentadas e pode ocorrer ergotismo.	Contraindicado
Ritonavir	Potente indutor do CYP450; inibidor e substrato do CYP3A4	↓[Voriconazol].	Contraindicado
Erva de São João	Indutor de CYP450; indutor de P-gp	↓[Voriconazol].	Contraindicado
Ciclosporina	Substrato do CYP3A4	↑ [Ciclosporina].	Reduzir a dose de ciclosporina para metade e monitorizar os níveis.
Tacrolimus	Substrato do CYP3A4.	↑ [Tacrolimus].	Reduzir a dose de tacrolimus para um terço e monitorizar.

Uma das interações mais relevantes em doentes hematológicos é com imunossupressores. Um estudo farmacocinético em onze doentes com TCTH com níveis plasmáticos estáveis de tacrolimus que começaram a tomar voriconazol mostrou um aumento de 116% na concentração de tacrolimus/dose após 7-10 dias de tratamento (66).

As reacções adversas mais comuns são a hepatotoxicidade (definida como um aumento das transaminases para o dobro do limite do normal) que ocorre em 20% dos doentes tratados com voriconazol, mas não requer a interrupção do tratamento (67). (67). Os factores de risco mais importantes para uma possível hepatotoxicidade são a doença hepática crónica e as concentrações sanguíneas elevadas do medicamento (63). O rótulo recomenda a monitorização dos níveis de transaminases no início e durante o tratamento com voriconazol. Os distúrbios visuais ocorrem em 19 a 30% dos doentes (68). Estas perturbações manifestam-se sob a forma de problemas de diferenciação das cores, visão turva, pontos luminosos e fotofobia, que são reversíveis e desaparecem com a interrupção do tratamento. (68). São também frequentes a febre (5,7%), as náuseas (5,4%) e o prurido (5,3%). A fotossensibilidade pode ocorrer em 1-2% dos doentes tratados com terapêuticas prolongadas e pode ser um fator de predisposição para patologias malignas da pele. Isto deve-se à ação inibidora do voriconazol sobre as enzimas do citocromo CYP3A4 e CYP2C9, responsáveis pelo metabolismo do retinol, resultando na acumulação do metabolito tóxico tretinoína (69). As reacções de fotossensibilidade incluem eritema, queilite, lentigos, descamação, hiperpigmentação e pseudoporfiria cutânea (caracterizada por bolhas, fragilidade e cicatrizes). A fotossensibilidade pode persistir durante meses, mesmo depois de terminada a terapêutica (69).

As reacções adversas menos comuns, mas não menos importantes, incluem: patologias malignas da pele, arritmias cardíacas, periostite, efeitos neurológicos, alopécia e alterações das unhas. (63). A utilização de voriconazol em terapêutica prolongada pode aumentar o risco de cancro da pele e os mecanismos propostos para este efeito são a potenciação da ação dos raios UV, os danos no ADN e a redução dos mecanismos de reparação do ADN (70). (70). Contudo, dado o pequeno número de casos registados, não é possível tirar conclusões definitivas. (63). As arritmias cardíacas são outra reação adversa menos comum que ocorre devido à inibição dos canais rápidos de potássio no tecido cardíaco, levando a um aumento do intervalo Q-T. A monitorização farmacocinética dos níveis de voriconazol parece não conseguir evitar acidentes cardíacos, uma vez que estes parecem dever-se a efeitos sinérgicos com outros fármacos arritmogénicos. (71). Uma das complicações mais dolorosas do tratamento com voriconazol é a periostite, uma vez que o medicamento contém 15 vezes a quantidade diária habitual de flúor. Estudos analisaram os níveis plasmáticos de flúor e verificaram que o seu número estava acima dos níveis habituais. Além disso, metade dos doentes desenvolveu periostite. (72). Os efeitos neurológicos parecem depender da concentração sanguínea do medicamento (73). São descritas alucinações auditivas e visuais. Para além disso, foram também notificadas neuropatias periféricas e os sintomas são geralmente parestesias das mãos e dos pés ou mesmo fraqueza dos membros inferiores (74).

Recomenda-se a monitorização farmacocinética do voriconazol para reduzir a ocorrência de efeitos adversos devidos à presença de concentrações sanguíneas supraterapêuticas e para melhorar a eficácia em doentes com níveis subterapêuticos. (75). A determinação da concentração mínima é utilizada para ajustar as doses antifúngicas (entre 1 e 5 µg/mL). Para que os níveis sejam significativos, as concentrações devem ser obtidas no estado estacionário, que é atingido 48 horas após o tratamento, desde que tenha sido administrada uma dose de carga, e 6 dias sem uma dose de carga (76). (76).

Apesar das interações e dos efeitos adversos, a eficácia do voriconazol foi comprovada em numerosos estudos comparativos com outros antifúngicos. Alguns exemplos são discutidos a seguir. No estudo de Herbrecht (77) comparou a eficácia do voriconazol com a anfotericina B no tratamento da AI em doentes neutropénicos e com TCTH. O voriconazol demonstrou ser superior em termos de eficácia (55% vs. 38%) e melhorou a sobrevivência às 12 semanas pós-transplante (71% vs. 58%), com menos acontecimentos adversos. Noutros estudos, a atividade da anfotericina B lipídica foi comparada com a do voriconazol e concluiu-se que era menos ativa in vitro contra as espécies de *Aspergillus* *nidulans*, *lentulus* e terreus (62) (63).

Isavuconazol

O sulfato de isavuconazónio, um pró-fármaco do isavuconazol (Figura 5 (78)), está disponível como formulação oral e intravenosa, com a grande vantagem de que, sendo altamente solúvel em água, a sua formulação intravenosa não requer o uso de ciclodextrinas (necessárias em formulações intravenosas de outros antifúngicos azólicos, como o voriconazol, o itraconazol e o posaconazol), eliminando a nefrotoxicidade associada a este veículo. Tanto por via oral como por via intravenosa, 372 mg de sulfato de isavuconazónio são rapidamente metabolizados (pró-fármaco e metabolito inativo indecifráveis no prazo de 30 minutos após a perfusão intravenosa) pelas esterases do organismo em 200 mg do fármaco ativo, o isavuconazol; bem como 186 mg do pró-fármaco que dá origem a 100 mg de isavuconazol (79). Ao contrário de outros azóis, a farmacocinética do isavuconazol não é afetada pela utilização de inibidores da bomba de protões ou de outros medicamentos que alteram o pH gástrico, como os antagonistas dos receptores H2.

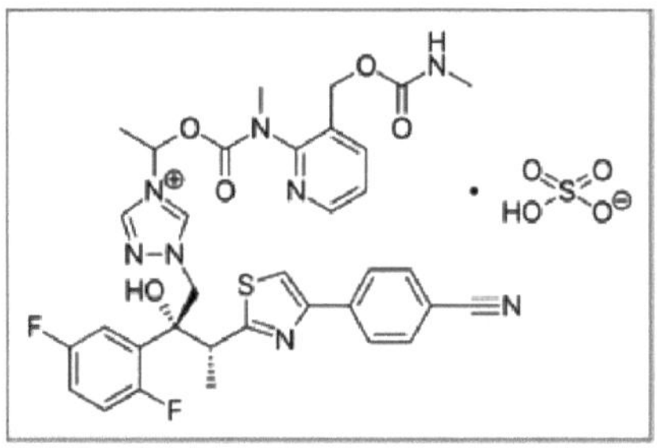

Figura 5: Estrutura química do isavuconazol (81)

É um fármaco com uma biodisponibilidade oral elevada (98%), não afetada pela ingestão de alimentos, com uma farmacocinética linear, dependente da dose e com baixa variabilidade interindividual. Em indivíduos saudáveis e num grupo de doentes com leucemia mieloide aguda e neutropenia, as concentrações máximas (Cmax) no estado estacionário foram de 2,5 ±1,0 µg/mL (80). Contudo, a monitorização farmacocinética não é recomendada por rotina, uma vez que não existe uma relação dose-resposta clara e a variabilidade interindividual dos níveis plasmáticos é baixa (81).

O perfil de toxicidade é semelhante ao de outros triazóis, com perturbações gastrointestinais, mas aparentemente, embora com provas limitadas, menor incidência de fotossensibilidade, perturbações cutâneas, bem como perturbações hepatobiliares e visuais em comparação com o voriconazol. Os estudos de fase I e II não revelam efeitos secundários graves, sendo os mais frequentes a dor abdominal, conjuntivite moderada, diarreia, síndroma gripal e tonturas e náuseas moderadas. (82). No entanto, foram notificadas reacções adversas cutâneas graves, como a síndrome de Stevens-Johnson. Ao contrário dos outros azóis, diminui o intervalo QT.

É indicado para o tratamento da aspergilose invasiva e da mucormicose em doentes para os quais a anfotericina B não é adequada.

A aprovação para utilização na aspergilose invasiva baseia-se nos resultados de um estudo aleatório, em dupla ocultação, de não inferioridade, que comparou o isavuconazol e o voriconazol no tratamento da aspergilose invasiva e de outras infecções fúngicas invasivas. (51). No qual um total de 516 doentes adultos com infeção fúngica invasiva comprovada, possível ou provável, tal como definida pelos critérios EORTC/MSG, foram aleatorizados 1:1 para receber isavuconazol ou voriconazol. Os resultados do ensaio clínico SECURE determinam a não-inferioridade do isavuconazol em relação ao voriconazol, sendo o objetivo primário a mortalidade por todas as causas aos 42 dias (18,6% vs. 20,2%). Além disso, este ensaio mostra um melhor perfil de segurança para o isavuconazol em comparação com o voriconazol [eventos adversos notificados para o isavuconazol e o voriconazol, 42% versus 60%, respetivamente, ($p<0,001$)] e uma menor incidência de interações medicamentosas para o isavuconazol.

A eficácia do isavuconazol no tratamento da mucormicose só foi comprovada num ensaio clínico aberto não controlado com 37 doentes (83). Os doentes receberam isavuconazol numa dosagem semelhante à do estudo SECURE até à resolução, falha do tratamento ou 180 dias de tratamento; os doentes foram comparados com um grupo de controlo que tinha recebido anfotericina B. O parâmetro de avaliação primário foi a resposta ao tratamento (completa ou total). O ponto final primário foi a resposta ao tratamento (completa ou parcial). A mortalidade no dia 42 desde o início do tratamento foi semelhante à relatada no registo para os doentes tratados com anfotericina B: 33% (isavuconazol) vs. 39% (anfotericina B). (83).

O seu espetro antifúngico é semelhante ao do voriconazol, incluindo as principais espécies de *Aspergillus ssp*, mucorales e *Candida krusei* resistentes ao fluconazol (84).

Os dados de segurança do isavuconazol, tal como referido, são limitados pela sua curta experiência clínica; no estudo SECURE, não foram observadas diferenças significativas entre os doentes que tiveram reacções adversas com voriconazol (98%) ou isavuconazol (96%). No entanto, os pacientes tratados com isavuconazol apresentaram uma proporção significativamente menor de toxicidades oculares, hepatobiliares e cutâneas. (51). A proporção de doentes com efeitos adversos atribuíveis ao medicamento foi também inferior no grupo do isavuconazol em comparação com o grupo do voriconazol, e a proporção de doentes que tiveram de interromper o tratamento devido a toxicidade atribuível ao medicamento foi inferior no grupo do isavuconazol em comparação com o grupo do voriconazol (14% vs 23%) (51). (51).

São esperadas interações medicamentosas com medicamentos metabolizados pelo citocromo, especialmente com substratos e indutores do CYP3A4, uma vez que os estudos in vitro/in vivo indicam que tanto o CYP3A4 como o CYP3A5 e os subsequentes substratos da glucuronosiltransferase de difosfato de uridina (UGT) estão envolvidos no metabolismo do isavuconazol. Os fármacos que induzem estas enzimas aumentam os níveis de antifúngicos: cetoconazol, ritonavir em doses elevadas, bem como indutores potentes. Além disso, o isavuconazol é um inibidor moderado do CYP3A4/5, pelo que a coadministração com outros fármacos metabolizados por esta via conduzirá a um aumento das concentrações plasmáticas destes fármacos, com implicações clínicas associadas, tanto em termos de eficácia como de toxicidade. Esta última situação é a mais comum e relevante na prática clínica.

As interações enumeradas na ficha de dados estão resumidas no quadro seguinte
(quadro 11) (85):

Quadro 11: Interações medicamentosas mais relevantes do isavuconazol.

Medicamentos	Mecanismo	Resultado	Recomendação
Carbamazepina, fenobarbital, fenitoína	Potente indução da enzima CYP3A4	↓[Isavuconazol].	Contraindicado
Rifampicina	Potente indução da enzima CYP3A4	↓[Isavuconazol].	Contraindicado
Erva de São João	Potente indução da enzima CYP3A4	↓[Isavuconazol].	Contraindicado
Ciclosporina, tacrolimus	Substratos do CYP3A4	↑[Ciclosporina]. ↑[Tacrolimus].	Monitorizar os níveis plasmáticos
Ciclofosfamida	Substrato CYP2B6	↓[Ciclofosfamida].	Monitorizar a falta de eficácia e, se necessário, aumentar a dose
Ritonavir	Indutor potente CYP3A4/5	↓[Isavuconazol].	contraindicado

Digoxina	Substrato de P-gp	↑[Digoxina].	As concentrações séricas de digoxina devem ser monitorizadas.

Nomeadamente, pode aumentar as concentrações plasmáticas de atorvastatina, os imunossupressores amplamente utilizados em oncohematologia (ciclosporina, sirolimus, tacrolimus e micofenolato de mofetil), cujas doses devem ser rigorosamente monitorizadas, e também aumenta as concentrações de midazolam. Além disso, como inibidor moderado da glicoproteína-P, quando usado concomitantemente com digoxina, os níveis plasmáticos de digoxina podem aumentar e devem ser monitorizados de perto (86). (86).

A utilização off-label de profilaxia antifúngica na prática clínica tem vindo a aumentar, especialmente em doentes imunocomprometidos ou com doenças onco-hematológicas, quando outros azóis estão contra-indicados, e a literatura ou as provas disponíveis para esta indicação são bastante limitadas. No entanto, após uma pesquisa em diferentes bases de dados, não existem revisões sistemáticas, meta-análises ou ensaios aleatórios que forneçam provas da utilização do isavuconazol como profilaxia. A maioria dos estudos publicados são revisões de casos ou estudos de coortes retrospectivos com limitações importantes.

O estudo realizado por Fontana et al. apresenta limitações importantes, uma vez que se tratou de um estudo retrospetivo, de um único centro (N=145 doentes), que demonstrou uma maior incidência de IFI em doentes tratados com isavuconazol (8,1% dos doentes em tratamento profilático desenvolveram IFI). (87). Stern et al. desenvolveram um estudo de coorte de braço único, prospetivo e aberto, que avaliou a utilização de isavuconazol na profilaxia antifúngica após o TCTH. Os dados obtidos apoiam a utilidade do isavuconazol, mas reflectem limitações importantes (88). Outro estudo de coorte retrospetivo realizado por Bowen et al. avalia o impacto económico, mostrando uma redução do custo do tratamento profilático em comparação com o posaconazol e com resultados clínicos semelhantes aos obtidos por Fontana. A IFI desenvolveu-se em 8,2% dos pacientes da coorte, em comparação com 2,0% e 2,4% observados em ensaios clínicos de profilaxia com posaconazol. (89).

Apenas um ensaio clínico avaliou a farmacocinética, a segurança e a tolerabilidade do isavuconazol para a prevenção de infecções fúngicas em doentes com neutropenia grave e prolongada. Num ensaio clínico de fase 2, aberto e multicêntrico (n=24), os investigadores avaliaram a segurança e a eficácia da profilaxia com isavuconazol em doentes com LAM que desenvolveram neutropenia febril após quimioterapia. Os resultados desta análise apoiam a segurança e a tolerabilidade do isavuconazol administrado a 200 mg e 400 mg uma vez por dia como profilaxia em doentes imunodeprimidos com elevado risco de infecções fúngicas, não tendo sido detectados casos de IFI comprovada ou provável durante o tratamento com isavuconazol. (80).

Por fim, o isavuconazol pode ser uma alternativa para a profilaxia em doentes imunocomprometidos ou com elevado risco de IFI, mostrando uma eficácia semelhante e um bom perfil de efeitos adversos; no entanto, estes resultados apoiam a necessidade de mais estudos para determinar o papel do isavuconazol como profilaxia neste grupo populacional, bem como a necessidade de ensaios clínicos aleatórios de não inferioridade para fornecer provas da sua utilização.

Posaconazol

O posaconazol é um triazol de segunda geração, de largo espetro (Figura 6), análogo do itraconazol (90). (90). Em Espanha, as indicações para as quais está licenciado são aspergilose invasiva em doentes com doença resistente à anfotericina B ou ao itraconazol; fusariose em doentes com doença resistente à anfotericina B ou intolerância à anfotericina B; cromoblastomicose e micetoma em doentes com doença resistente ao itraconazol ou em doentes intolerantes ao itraconazol; coccidioidomicose em doentes com doença resistente à anfotericina B, ao itraconazol ou ao fluconazol ou em doentes intolerantes a estes fármacos (91). Também está licenciado para utilização na profilaxia de infecções fúngicas invasivas em doentes a receber quimioterapia para leucemia mielogénica aguda

(LMA) ou síndromes mielodisplásicos (SMD) e em receptores de transplante de células estaminais hematopoiéticas (TCTH) que estejam a receber doses elevadas de terapia imunossupressora para a doença do enxerto contra o hospedeiro (GVHD) e que apresentem um risco elevado de desenvolver infecções fúngicas invasivas (91).

A dose recomendada é de 300 mg de posaconazol de 12 em 12 horas no primeiro dia, e continuar com 300 mg uma vez por dia. [3]Se utilizado como profilaxia, deve ser iniciado vários dias antes da data prevista para a neutropenia e continuado durante 7 dias após a contagem de neutrófilos exceder 500 células/mm. (91). Em doentes com insuficiência renal, pode ocorrer acumulação do veículo intravenoso éter sulfobutílico beta-ciclodextrina. Nestes casos, recomenda-se a utilização de formulações orais. Quando administrado por via oral, o posaconazol é excretado maioritariamente inalterado nas fezes (77%), o que o torna uma boa alternativa em doentes com insuficiência renal, uma vez que permite uma administração não ajustada (92). (92).

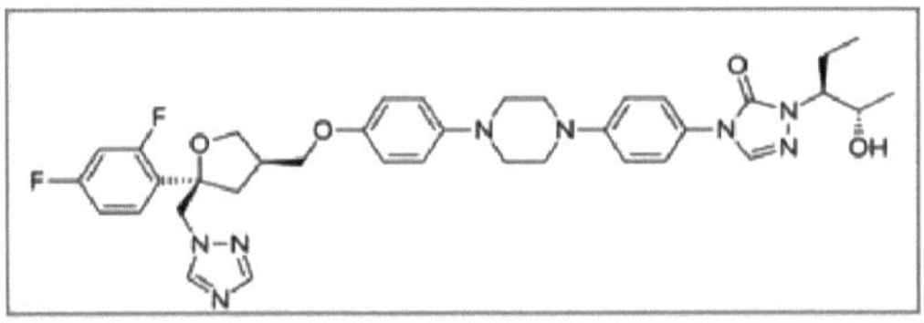

Figura 6: Estrutura química do posaconazol (93)

A longa cadeia lateral do posaconazol permite uma maior ligação hidrofóbica ao CYP51, resultando na obtenção de atividade contra espécies resistentes ao fluconazol e ao voriconazol. (93). O posaconazol demonstrou uma excelente atividade antifúngica contra *Candida* e *Aspergillus*, os principais agentes produtores de IFI. Em comparação com outros triazóis, o posaconazol oferece uma cobertura adicional contra os mucorais (94).

As meta-análises recentes posicionam o posaconazol como uma opção de tratamento boa e eficaz para reduzir a incidência global de infecções fúngicas invasivas. (95). Análises comparativas de subgrupos concluíram uma eficácia superior à do fluconazol na redução do risco de IFIs, posicionando assim o fluconazol como uma alternativa melhor para a prevenção de infecções fúngicas do que para o uso contra fungos filamentosos. No entanto, com a utilização do fluconazol, algumas espécies de *Candida* desenvolveram resistência, o que levou a uma redução da utilização do fluconazol e a um aumento da aspergilose invasiva em doentes com TCTH. (96).

Existem poucos ensaios comparativos de eficácia e segurança entre o posaconazol, o voriconazol e o isavuconazol.

O posaconazol é metabolizado por glucuronidação com UDP (enzimas de fase 2) e é um substrato para o efluxo da glicoproteína-P (P-gp) in vitro. Por conseguinte, os inibidores e indutores destas vias de depuração podem, respetivamente, aumentar ou diminuir as concentrações plasmáticas de posaconazol. O posaconazol é um inibidor da CYP3A4. As interações mais significativas estão enumeradas no quadro 12.

Os efeitos adversos mais frequentes do posaconazol são náuseas, vómitos, diarreia, dores de cabeça e perturbações da função hepática. A comparação em termos de segurança com outros agentes antifúngicos concluiu que não existiam diferenças significativas. No entanto, o posaconazol deve ser utilizado com precaução em doentes com comorbilidades devido a possíveis interações medicamentosas. (90).

Tabela 12. Interações mais relevantes enumeradas na ficha de dados.

Medicamentos	**Mecanismo**	**Resultado**	**Recomendação**
Fenitoína	Potente indução da enzima CYP3A4	↓[Posaconazol].	Contraindicado
Rifabutina, rifampicina	Potente indução da enzima CYP3A4	↓[Posaconazol].	Contraindicado

Fosamprenavir	Indução da enzima CYP3A4	↓[Posaconazol].	Monitorizar a ineficácia
Efavirenz	Potente indução da enzima CYP3A4	↓[Posaconazol].	Contraindicado
Ciclosporina, tacrolimus	Substratos do CYP3A4	↑[Ciclosporina]. ↑[Tacrolimus].	Reduzir as doses de imunossupressores
Midazolam	Substrato CYP2B6	↑[Midazolam].	Ajuste da dose de benzodiazepinas
Sirolimus	Substratos do CYP3A4	↓[Isavuconazol].	Contraindicado
Digoxina	Substrato de P-gp	↑[Digoxina].	As concentrações séricas de digoxina devem ser monitorizadas.

Fluconazol

O fluconazol é um medicamento antifúngico triazólico (Figura 7 (97)) indicado em Espanha para o tratamento da meningite criptocócica, coccidioidomicose, candidíase invasiva, candidíase das mucosas, incluindo candidíase orofaríngea e esofágica, candidúria e candidíase mucocutânea crónica, e candidíase oral atrófica crónica. Além disso, também está licenciado para a profilaxia de recaídas de meningite criptocócica em doentes com elevado risco de recaída, recaídas de candidíase orofaríngea e esofágica em doentes infectados com SIDA com elevado risco de recaída, profilaxia de infecções por Candida em doentes com neutropenia prolongada (tais como doentes com neoplasias hematológicas a receber quimioterapia ou doentes a receber TCTH). (98).

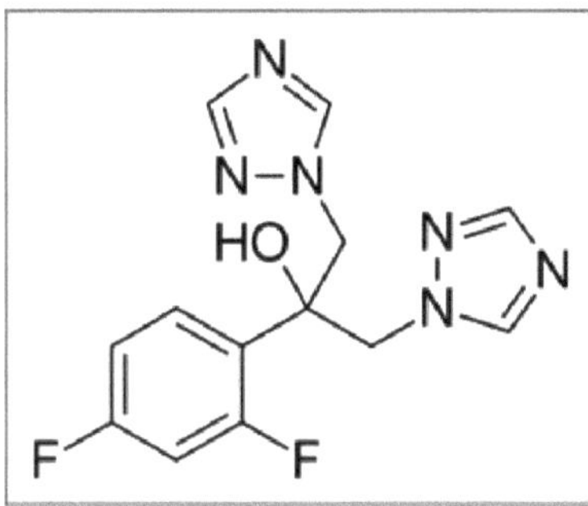

Figura 7: Estrutura química do fluconazol (97)

O fluconazol é um inibidor potente do CYP2C9 e um inibidor moderado das isoenzimas CYP3A4 e CYP2C19. O Quadro 13 enumera as interações medicamentosas mais relevantes com o fluconazol.

As reacções adversas mais frequentes são dores de cabeça, náuseas, vómitos, diarreia, aumento das enzimas hepáticas e erupção cutânea.

Quadro **13**: Quadro das interações mais relevantes incluídas na ficha de dados (98).

Medicamentos	Mecanismo	Resultado	Recomendação

Cisaprida, terfenadina, astemizol, pimozida, quinidina, eritromicina	Substratos CYP2C9	↑[Produtos farmacêuticos].	Coadministração contra-indicada
Amiodarona	Substratos CYP2C9	↑[Amiodarona].	Utilizar com precaução
Fenitoína	Inibição enzimática	↑[Fenitoína].	Monitorizar os níveis de fenitoína
Rifabutina, rifampicina	Inibição enzimática	↑[rifabutina e rifampicina].	Monitorizar os sinais de toxicidade
Anticoagulantes orais	Inibição da enzima CYP2C9	↑[Varfarina].	Ajuste da dose do anticoagulante
Ciclosporina, tacrolimus, sirolimus	Substratos do CYP3A4	↑[Ciclosporina]. ↑[Tacrolimus]. ↑[Sirolimus].	Reduzir as doses de imunossupressores
Midazolam	Substrato CYP2B6	↑[Midazolam].	Ajuste da dose de benzodiazepinas

5.3.2. Equinocandinas

Existem três equinocandinas aprovadas pela FDA: a micafungina, a anidulafungina e a caspofungina (Figuras 8, 9 e 10). (99) (100) (101)). As equinocandinas são lipopeptídeos cíclicos que representam o terceiro grupo de antifúngicos disponíveis para o tratamento de infecções fúngicas sistémicas. Devido à incidência crescente de espécies de *Candida* resistentes ao fluconazol, as equinocandinas estão a desempenhar um papel fundamental no tratamento desta patologia. (102).

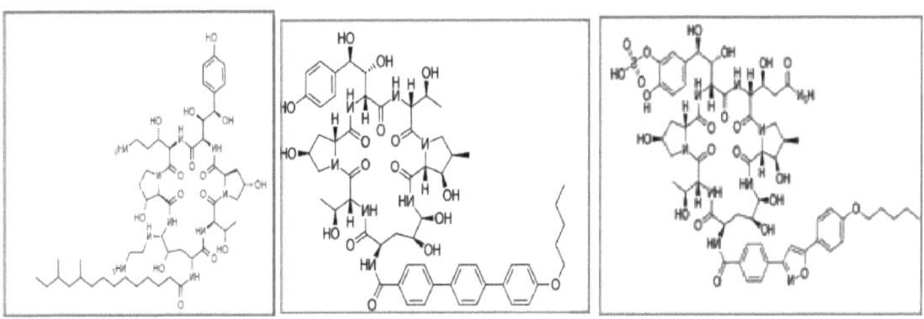

Figura 10. Estrutura química da caspofungina (101)	**Figura 9.** Estrutura química da anidulafungina (100)	**Figura 8:** Estrutura química da micafungina (99)

O mecanismo de ação das equinocandinas consiste na inibição não competitiva da UDP-glucose β-(1,3)-D-glucano-β-(3)-D-glucosiltransferase (geralmente designada por 1,3-β-D glucano sintase), uma enzima necessária para a síntese do 1,3-β-D glucano, um componente essencial da parede celular dos fungos. Em certas espécies de *Candida*, a inibição da glucano sintase desestabiliza a integridade da parede celular, tornando-a menos rígida e incapaz de resistir a alterações da pressão osmótica, o que provoca a lise celular (103).

As três equinocandinas mencionadas têm atividade contra as espécies de *Candida*: *C. albicans*, *C. glabrata*, *C. tropicalis*, *C. dubliniensis* e *C. krusei*, que são resistentes à anfotericina e ao fluconazol (103). No caso de espécies de fungos filamentosos, como os pertencentes à espécie *Aspergillus*, a 1,3-β-D glucano sintase encontra-se principalmente nas pontas apicais das hifas e verificou-se que tem atividade fungistática in vitro e in vivo (104).

As equinocandinas estão indicadas para o tratamento da candidíase orofaríngea e esofágica. O quadro 14 enumera todas as indicações constantes da ficha de dados para cada equinocandina. Embora as diretrizes de tratamento recomendem a utilização de fluconazol, as equinocandinas são uma alternativa boa, eficaz e bem tolerada. Além disso, são consideradas uma alternativa para a candidíase refractária ao tratamento de primeira linha. Devido ao custo e às taxas de recaída pós-tratamento, as equinocandinas não são consideradas tratamento de primeira linha, a não ser que o agente causador seja resistente aos azóis, intolerante ou interativo ao fármaco. (102).

Quadro 14. Resumo das indicações aprovadas pela AEMPS para as equinocandinas.

Medicamentos	**Indicações aprovadas na ficha de dados**
Caspofungina	-Candidíase invasiva. -Aspergilose invasiva em doentes adultos ou pediátricos refractários ou intolerantes à anfotericina B, formulações lipídicas de anfotericina B e/ou itraconazol. -Tratamento empírico de infecções fúngicas (como *Candida* ou *Aspergillus*) em doentes adultos ou pediátricos com neutropenia e febre.
Micafungina	-Candidíase invasiva. -Candidíase esofágica em doentes em que a terapia intravenosa é adequada. -Profilaxia da infeção por *Candida* em doentes submetidos a transplante alogénico de células estaminais hematopoiéticas ou em doentes com neutropenia prevista para 10 ou mais dias.

Anidulafungin a	-Candidíase invasiva.

Os mecanismos de resistência às equinocandinas têm sido atribuídos a mutações nos genes que codificam a 1,3-β-D glucano sintase, especificamente FKS1 e FKS2. As mutações nestes genes resultam em alterações na formação da subunidade catalítica do complexo enzimático, que é o principal alvo destes fármacos. Pensa-se que tais mutações resultam em resistência cruzada para todos os agentes deste grupo. Outros mecanismos de resistência propostos incluem a presença de bombas ejectoras na parede celular e uma sobreexpressão de proteínas transportadoras (105) (106).

Devido ao seu elevado peso molecular, nenhum deles é absorvido quando administrado por via oral, pelo que as apresentações são intravenosas. Têm uma elevada ligação às proteínas. Uma vantagem importante é o facto de nenhum ser metabolizado de forma significativa pelo citocromo P450, nem ser substrato da glicoproteína P (102). Por este motivo, não existem interações medicamentosas relevantes. A caspofungina é a equinocandina mais dependente do CYP450, enquanto a anidulafungina é a menos dependente. Medicamentos como a rifampicina, a nevirapina, o efavirenz, a carbamazepina, a dexametasona e a fenitoína induzem o metabolismo da caspofungina. O quadro seguinte resume as interações mais importantes referidas na ficha de dados.

Quadro 15: Interações mais relevantes das equinocandinas (caspofungina) constantes da ficha de dados (107).

Medicamentos	**Mecanismo**	**Resultado**	**Recomendação**
Ciclosporina	Substratos do CYP3A4	↑[Caspofungina].	Controlo da função hepática

Tacrolimus	Substratos do CYP3A4	↓[Tacrolimus].	Monitorização dos níveis de tacrolimus
Rifampicina, fenitoína	Indução enzimática	↑[Caspofungina].	Controlo da função hepática

As diretrizes actualizadas recomendam tanto o fluconazol como uma equinocandina para o tratamento de primeira linha de adultos não neutropénicos com candidemia ou suspeita de candidíase sistémica. Embora a micafungina pareça ser mais eficaz do que a caspofungina nos resultados dos ensaios, este facto não pode ser extrapolado para a anidulafungina. As diretrizes da IDSA favorecem a utilização de equinocandinas em doentes com doença moderada a grave, exposição recente a azóis, candidíase ou suspeita de candidíase invasiva causada por *C. glabrata* ou *C. krusei*. Para o tratamento da candidemia em doentes neutropénicos, as orientações recomendam o tratamento com uma equinocandina ou a formulação lipídica de anfotericina B como primeira linha, e consideram o voriconazol como alternativa. Para infecções causadas por *C. glabrata*, é preferível a utilização de uma equinocandina ou anfotericina B. (102).

Para o tratamento empírico da candidíase invasiva em doentes neutropénicos, as diretrizes recomendam a anfotericina B, o voriconazol e a caspofungina como agentes de primeira linha. A caspofungina está também indicada quando se suspeita de candidíase invasiva em doentes neutropénicos e como terapêutica de resgate na aspergilose invasiva. (108).

Para a profilaxia contra a *Candida* em doentes com TCTH, recomenda-se a utilização de micanfungina, fluconazol ou posaconazol em doentes com neutropenia. (108).

As equinocandinas são bem toleradas e têm um bom perfil de segurança. Os efeitos adversos mais comuns podem ser distúrbios hepáticos, como hepatite, insuficiência hepática, erupção cutânea, prurido e rubor facial. (102).

5.3.3. Anfotericina B

A anfotericina B tem atividade contra espécies de *Candida* e *Aspergillus*, que, como já foi referido, são os agentes patogénicos fúngicos mais prevalentes em doentes com neutropenia (figura 11). (109)). As formulações lipídicas, como a anfotericina B lipossómica, o complexo lipídico de anfotericina B e a dispersão coloidal de anfotericina B, são preferidas às formulações clássicas de anfotericina B devido à sua menor nefrotoxicidade (110). A formulação tradicional (desoxicolato de anfotericina B) está associada a efeitos adversos, como reacções de infusão ou mesmo nefrotoxicidade, com potencial de morte. Por este motivo, nos anos 90, foram desenvolvidas várias formulações de anfotericina B para reduzir a sua toxicidade intrínseca, mas a um custo mais elevado (111).

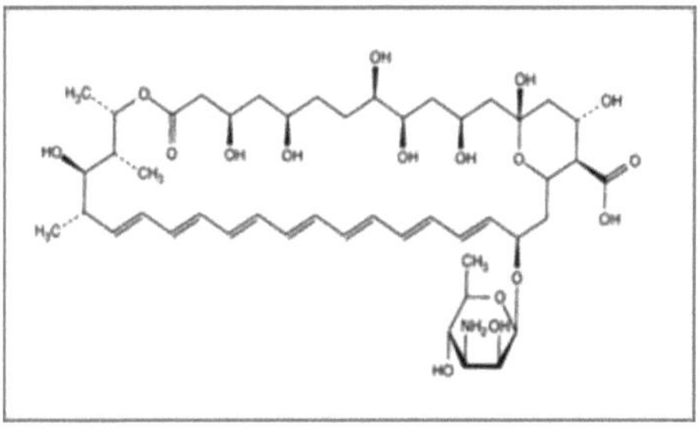

Figura 11. Estrutura química da anfotericina B (109)

A anfotericina B é um antifúngico macrólido produzido pelo fungo *Streptomyces nodosus*. Na formulação lipossómica, a cadeia lipofílica da anfotericina permanece ligada à bicamada lipídica dos lipossomas. Esta formulação contém uma estrutura lipídica unilamelar composta principalmente por fosfatidilcolina, fosfatidilglicerol e colesterol (111).

O mecanismo de ação da anfotericina B é através da ligação do fármaco aos esteróis da membrana dos fungos. O resultado desta interação é a alteração da permeabilidade das membranas, o que leva à libertação do conteúdo celular. Isto resulta no derramamento do conteúdo celular e, em última análise, na morte celular. Existe um potencial de toxicidade para as células humanas devido à ligação do fármaco às membranas celulares humanas. (112).

A formulação de complexo lipídico da anfotericina B consiste num complexo de anfotericina B com dois fosfolípidos: L-α-dimiristoilfosfatidilcolina (DMPC) e L-α-dimiristoilfosfatidilglicerol (DMPG). A porção lipofílica da anfotericina permite que as moléculas do fármaco formem um complexo curvilíneo com os fosfolípidos.

As indicações aprovadas para a formulação lipossomal em Espanha são para o tratamento de micoses sistémicas graves, tratamento empírico de micoses em doentes com neutropenia grave, em consequência de doenças malignas hematológicas ou devido à utilização de medicamentos citotóxicos ou imunossupressores, leishmaniose visceral em doentes imunocompetentes e imunocomprometidos que não responderam aos antimoniais ou à anfotericina B convencional. Uma das utilizações não autorizadas do complexo lipídico de anfotericina B é na forma nebulizada como medida de profilaxia em doentes submetidos a TCTH. (59). Isto deve-se ao facto de se ter verificado que as concentrações efectivas de anfotericina nebulizada são eficazes no trato respiratório (113). Existem dados limitados sobre a utilidade da anfotericina nebulizada como tratamento único para a infeção fúngica, pelo que tem sido utilizada como adjuvante em combinação com o voriconazol sistémico (114).

As reacções adversas mais frequentes observadas no tratamento com anfotericina de complexo lipídico, tal como descrito na ficha de dados, foram arrepios (15%), aumento da creatinina (13%), pirexia (10%), náuseas (7%) e vómitos (6%). No caso do tratamento com a formulação lipossomal, a maioria dos doentes sofreu efeitos nefrotóxicos, embora, de acordo com ensaios em dupla ocultação, estes sejam cerca de metade dos que ocorrem com a anfotericina B convencional ou com o complexo lipídico. A administração de anfotericina em qualquer das suas formulações provoca frequentemente distúrbios iónicos como hipocaliemia, hiponatremia, hipomagnesemia e hipocalcemia. (115).

Ao contrário de outros antifúngicos mencionados, como os azóis, a anfotericina B não apresenta interações ao nível do citocromo, mas os seus efeitos adversos podem ser agravados pela utilização concomitante de determinados medicamentos. A hipocaliémia causada pela administração de anfotericina pode levar a perturbações cardíacas, como arritmias, especialmente com o uso concomitante de digoxina; por conseguinte, deve ser dada especial atenção ao uso de diuréticos, laxantes e corticosteróides, que podem aumentar a hipocaliémia. (59). A administração de medicamentos nefrotóxicos pode potenciar o efeito nefrotóxico da anfotericina, pelo que se deve ter cuidado com a utilização concomitante de medicamentos como os agentes de contraste iodados, aminoglicosídeos, sais de platina, metotrexato, foscarnet, antivirais e medicamentos amplamente utilizados em doentes com TCTH, como a ciclosporina e o tacrolimus (59).

Os protocolos de nefroprotecção são recomendados para os doentes em tratamento com anfotericina B para evitar efeitos de nefrotoxicidade. As estratégias de proteção renal incluem hidratação adequada, infusão contínua em vez de administração rápida do fármaco e reposição adequada de electrólitos. (115).

5.3.4.Trimetoprim e Sulfametoxazol

O Pneumocystis jirovecii é um fungo oportunista que pode causar pneumonia em doentes imunocomprometidos. O timetoprim/sulfametoxazol, também designado por associação co-trimoxazol, está indicado em Espanha para o tratamento e prevenção da pneumonia por Pneumocystis jirovecii, profilaxia primária da toxoplasmose, tratamento da nocardiose e da melioidose. (116) (Figura 12 e 13 (117) (118)).

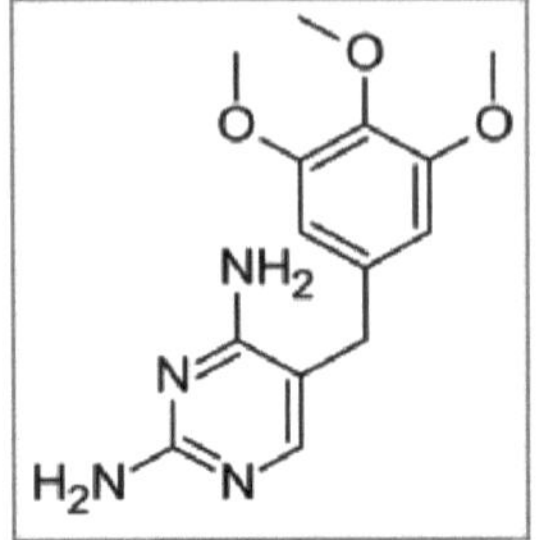

Figura 12. Estrutura química da trimetoprima (117)

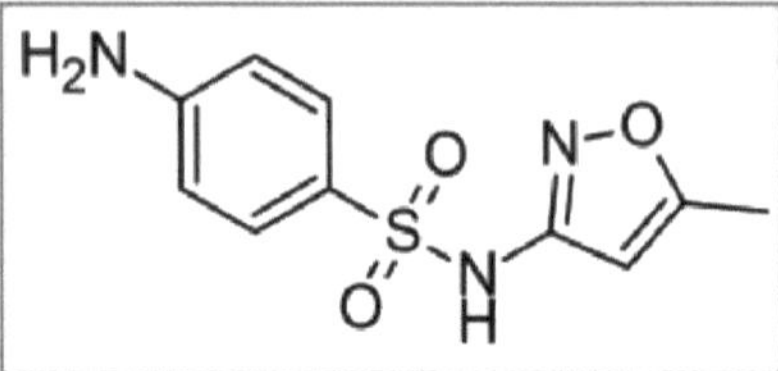

Figura 13. Estrutura química do sulfametoxazol (118)

O tratamento de profilaxia de *Pneumocystis jirovecii* em doentes com HSCT deve ser administrado 2 ou 3 vezes por semana e durante todo o período de risco (desde o enxerto até mais de 6 meses) e enquanto os imunossupressores estiverem a ser administrados como parte do tratamento.

O mecanismo de ação do sulfametoxazol é bacteriostático, bloqueando competitivamente a utilização do ácido para-aminobenzóico (PABA) para a produção de di-hidrofolato pelas células bacterianas. O trimetoprim inibe reversivelmente a enzima bacteriana dihidrofolato redutase (DHFR) envolvida na via metabólica do folato, que converte o dihidrofolato em tetrahidrofolato. A combinação de trimetoprim e sulfametoxazol potencia a atividade marcada in vitro e consegue bloquear a síntese de ácidos nucleicos.

Os mecanismos de resistência ao sulfametoxazol descritos são: a) a produção de concentrações mais elevadas de PABA que deslocam o sulfametoxazol e reduzem a sua atividade inibitória e b) a produção de uma enzima dihidropteroato sintetase alterada, sintetizada por plasmídeos, com afinidade reduzida para o sulfametoxazol. A resistência mais importante ao trimetoprim é mediada por plasmídeos, através da produção da enzima dihidrofolato redutase com afinidade reduzida para o trimetoprim.

6. Conclusões

1. O TCTH é uma terapia para substituir um sistema hematopoiético danificado por um sistema saudável de um dador. As células estaminais hematopoiéticas são as células capazes de regenerar todos os tipos de células sanguíneas.

2. Os doentes submetidos a transplantes hematopoiéticos passam por um processo que os predispõe a várias complicações, como a toxicidade dos regimes de condicionamento, a neutropenia, as infecções (bacterianas, fúngicas ou virais), a rejeição do transplante ou a doença do enxerto contra o hospedeiro.

3. *Aspergillus, Candida* e *Pneumocystis jirovecii* são a causa de 90% das infecções fúngicas invasivas em doentes com doenças hematológicas. O agente etiológico mais frequente nestas infecções é o *Aspergillus fumigatus.* A doença causada por este fungo filamentoso é conhecida como aspergilose invasiva.

4. A profilaxia de eleição para a infeção fúngica invasiva na fase pré-enxerto é o fluconazol, desde que a incidência de IFI por fungos filamentosos seja baixa. Em locais com uma incidência mais elevada, o voriconazol ou a micafungina são considerados uma alternativa. Na fase pós-enxerto, as diretrizes recomendam a utilização de posaconazol.

5. A profilaxia contra a *Candida* em doentes transplantados de células estaminais hematopoiéticas é recomendada com micanfungina, fluconazol ou posaconazol. A profilaxia *contra Pneumocystis jirovecii* com trimetoprim e sulfametoxazol (co-trimoxazol) por via oral é o regime de eleição mantido desde o enxerto durante mais de 6 meses.

6. A terapia empírica que continua a ser o padrão de tratamento na maioria dos centros é com caspofungina ou anfotericina B lipossómica. A terapêutica dirigida para a aspergilose invasiva é utilizada em doentes com infeção fúngica comprovada, para os quais se recomenda o voriconazol e o isavuconazol. A anfotericina B lipossómica é considerada a alternativa quando os fármacos azólicos não podem ser utilizados devido a intolerância, interações

medicamentosas, exposição prévia a antifúngicos azólicos como profilaxia e problemas de resistência.

7. O tratamento da candidíase sistémica ou da candidemia com equinocandinas é a primeira linha de tratamento, seguido de uma terapêutica específica, uma vez conhecida a espécie de *Candida* e a suscetibilidade aos antifúngicos. As doses elevadas de trimetoprim e sulfametoxazol (co-trimoxazol) são o tratamento de eleição para os doentes com infeção por *Pneumocystis jirovecii.* As formulações de anfotericina B são o tratamento de eleição para a mucormicose.

8. Bibliografia

Carreras E, Dufour C, Mohty M, Kröger N. The EBMT handbook: haematopoietic stem cell transplantation and cellular therapies. 2019.

2. Vogelsang GB, Hess AD. Graft-versus-host disease: new diretions for a persistent problem. Blood. 1994;84(7):2061-7.

Simonin M, Dalissier A, Labopin M, Willasch A, Zecca M, Mouhab A, et al. Mais GvHD crónica e mortalidade sem recaída após células estaminais do sangue periférico em comparação com a medula óssea no transplante hematopoiético para leucemia linfoblástica aguda pediátrica: um estudo retrospetivo em nome do Grupo de Trabalho de Doenças Pediátricas da EBMT. Bone Marrow Transplantation. 2017;52(7):1071-3.

Dale DC, Cottle TE, Fier CJ, Bolyard AA, Bonilla MA, Boxer LA, et al. Severe chronic neutropenia: treatment and follow-up of patients in the Severe Chronic Neutropenia International Registry. American journal of hematology. 2003;72(2):82-93.

Freifeld AG, Bow EJ, Sepkowitz KA, Boeckh MJ, Ito JI, Mullen CA, et al. Diretrizes de prática clínica para a utilização de agentes antimicrobianos em doentes neutropénicos com cancro: atualização de 2010 pela Infectious Diseases Society of America. Clinical infectious diseases. 2011;52(4):e56-e93.

6. Kuderer NM, Dale DC, Crawford J, Cosler LE, Lyman GH. Mortality, morbidity, and cost associated with febrile neutropenia in adult cancer patients. Cancer. 2006;106(10):2258-66.

Carmona-Bayonas A, Jiménez-Fonseca P, Virizuela Echaburu J, Antonio M, Font C, Biosca M, et al. Previsão de complicações graves em doentes com neutropenia febril aparentemente estável: validação do Índice Clínico de Neutropenia Febril Estável numa coorte prospetiva de doentes do estudo FINITE. Journal of Clinical Oncology. 2015;33(5):465-71.

Taplitz RA, Kennedy EB, Bow EJ, Crews J, Gleason C, Hawley DK, et al. Profilaxia antimicrobiana para doentes adultos com imunossupressão relacionada com o cancro: atualização das diretrizes de prática clínica da ASCO e da IDSA. Jornal de Oncologia Clínica. 2018;36(30):3043-54.

Flowers CR, Seidenfeld J, Bow EJ, Karten C, Gleason C, Hawley DK, et al. Profilaxia antimicrobiana e gestão ambulatória da febre e da neutropenia em adultos tratados para doenças malignas: diretriz de prática clínica da Sociedade Americana de Oncologia Clínica. J Clin Oncol. 2013;31(6):794-810.

Taplitz RA, Kennedy EB, Bow EJ, Crews J, Gleason C, Hawley DK, et al. Gestão ambulatória da febre e da neutropenia em adultos tratados para neoplasia maligna: atualização das diretrizes de prática clínica da Sociedade Americana de Oncologia Clínica e da Sociedade Americana de Doenças Infecciosas. J Clin Oncol. 2018;36(14):1443-53.

11 . Cullen MH, Billingham LJ, Gaunt CH, Steven NM. Rational selection of patients for antibacterial prophylaxis after chemotherapy (Seleção racional de doentes para profilaxia antibacteriana após quimioterapia). Journal of clinical oncology. 2007;25(30):4821-8.

Bucaneve G, Micozzi A, Menichetti F, Martino P, Dionisi MS, Martinelli G, et al. Levofloxacin to prevent bacterial infection in patients with cancer and neutropenia. New England Journal of Medicine. 2005;353(10):977-87.

Beyar-Katz O, Dickstein Y, Borok S, Vidal L, Leibovici L, Paul M. Antibióticos empíricos que visam bactérias Gram-positivas para o tratamento de pacientes neutropénicos febris com cancro. Base de dados Cochrane de revisões sistemáticas. 2017(6).

14. Maertens J, Theunissen K, Verhoef G, Verschakelen J, Lagrou K, Verbeken E, et al. Galactomannan and computed tomography-based preemptive antifungal therapy in neutropenic patients at high risk for invasive fungal infection: a prospective feasibility study. Clinical Infectious Diseases. 2005;41(9):1242-50.

Huang H, Li X, Zhu J, Ye S, Zhang H, Wang W, et al. Entecavir vs lamivudina para prevenção da reativação do vírus da hepatite B em doentes com linfoma difuso de grandes células B não tratado que recebem quimioterapia R-CHOP: um ensaio clínico aleatório. Jama. 2014;312(23):2521-30.

Rubin LG, Levin MJ, Ljungman P, Davies EG, Avery R, Tomblyn M, et al. 2013 IDSA clinical practice guideline for vaccination of the immunocompromised host. Doenças infecciosas clínicas. 2014;58(3):e44-e100.

Teshima T, Reddy P, Zeiser R. Reimpressão de: doença aguda do enxerto contra o hospedeiro: novos conhecimentos biológicos. Biologia do Transplante de Sangue e Medula. 2016;22(3):S3-S8.

18 . Masso J, Doy D. Prophylaxis and treatment of graft-versus-host disease in haematopoietic transplantation. The Hospital Pharmacist. 2001;119:32-7.

19. Grube M, Holler E, Weber D, Holler B, Herr W, Wolff D. Risk factors and outcome of chronic graft-versus-host disease after allogeneic stem cell transplantation-results from a single-center observational study. Biologia do Transplante de Sangue e Medula. 2016;22(10):1781-91.

20. Cornell RF, Hari P, Drobyski WR. Síndrome de enxerto após transplante autólogo de células estaminais: uma atualização que unifica a definição e a abordagem de gestão. Biologia do Transplante de Sangue e Medula Óssea. 2015;21(12):2061-8.

21. Ruiz-Camps I, Jarque I. Doença fúngica invasiva por fungos filamentosos em pacientes hematológicos. Revista Iberoamericana de Micología. 2014;31(4):249-54.

22. Girmenia C, Raiola AM, Piciocchi A, Algarotti A, Stanzani M, Cudillo L, et al. Incidência e resultado de doenças fúngicas invasivas após transplante alogénico de células estaminais: um estudo prospetivo do Gruppo Italiano Trapianto Midollo Osseo (GITMO). Biol Blood Marrow Transplant. 2014;20(6):872-80.

Cesaro S, Tridello G, Blijlevens N, Ljungman P, Craddock C, Michallet M, et al. Incidência, factores de risco e resultados a longo prazo de doentes com leucemia aguda com candidemia precoce após transplante alogénico de células estaminais: um estudo dos grupos de trabalho sobre leucemia aguda e doenças infecciosas da Sociedade Europeia de Transplantação de Sangue e Medula Óssea. Clinical Infectious Diseases. 2018;67(4):564-72.

24. Camps IR. Factores de risco para infecções fúngicas invasivas no transplante de células estaminais hematopoiéticas. Int J Antimicrob Agents. 2008;32 Suppl 2:S119-23.

Donnelly JP, Chen SC, Kauffman CA, Steinbach WJ, Baddley JW, Verweij PE, et al. Revisão e atualização das definições de consenso da doença fúngica invasiva da Organização Europeia para a Investigação e Tratamento do Cancro e do Consórcio de Educação e Investigação do Grupo de Estudo de Micoses. Clin Infect Dis. 2020;71(6):1367-76.

26. Cadena J, Thompson GR, Patterson TF. Invasive aspergillosis: current strategies for diagnosis and management. Infectious Disease Clinics. 2016;30(1):125-42.

27. Mousavi B, Hedayati MT, Hedayati N, Ilkit M, Syedmousavi S. Aspergillus species in indoor environments and their possible occupational and public health hazards. Micologia médica atual. 2016;2(1):36.

28. Ruhnke M, Kofla G, Otto K, Schwartz S. CNS aspergillosis. CNS drugs. 2007;21(8):659-76.

29 . Nathan CL, Emmert BE, Nelson E, Berger JR. Infecções fúngicas do SNC: uma revisão. Jornal das ciências neurológicas. 2021;422:117325.

30. Shoham S, Levitz SM. The immune response to fungal infections. British journal of haematology. 2005;129(5):569-82.

31. Gottfredsson M, Perfect JR, editores. Fungal meningitis. Seminars in neurology; 2000: Copyright© 2000 by Thieme Medical Publishers, Inc., 333 Seventh Avenue, New ....

32. Maertens JA, Blennow O, Duarte RF, Munoz P. The current management landscape: aspergillosis. Journal of Antimicrobial Chemotherapy. 2016;71(suppl_2):ii23-ii9.

Maertens J, Cesaro S, Maschmeyer G, Einsele H, Donnelly JP, Alanio A, et al. Orientações da ECIL para a prevenção da pneumonia por Pneumocystis jirovecii em doentes com doenças malignas hematológicas e receptores de transplante de células estaminais. Journal of Antimicrobial Chemotherapy. 2016;71(9):2397-404.

Stanzani M, Sassi C, Lewis RE, Tolomelli G, Bazzocchi A, Cavo M, et al. A angiografia por tomografia computorizada de alta resolução melhora o diagnóstico radiográfico da doença invasiva do bolor em doentes com neoplasias hematológicas. Clinical Infectious Diseases. 2015;60(11):1603-10.

35. Mylonakis E, Clancy CJ, Ostrosky-Zeichner L, Garey KW, Alangaden GJ, Vazquez JA, et al. T2 magnetic resonance assay for the rapid diagnosis of candidemia in whole blood: a clinical trial. Clinical Infectious Diseases. 2015;60(6):892-9.

36. Alanio A, Hauser PM, Lagrou K, Melchers WJ, Helweg-Larsen J, Matos O, et al. Orientações da ECIL para o diagnóstico de pneumonia por Pneumocystis jirovecii em doentes com neoplasias hematológicas e receptores de transplante de células estaminais. Journal of Antimicrobial Chemotherapy. 2016;71(9):2386-96.

37. Ullmann AJ, Lipton JH, Vesole DH, Chandrasekar P, Langston A, Tarantolo SR, et al. Posaconazole or fluconazole for prophylaxis in severe graft-versus-host disease. New England Journal of Medicine. 2007;356(4):335-47.

38. Girmenia C. Prophylaxis of invasive fungal diseases in patients with haematologic disorders. Haematologica. 2010;95(10):1630-2.

39. Garcia-Vidal C, Alastruey-Izquierdo A, Aguilar-Guisado M, Carratalà J, Castro C, Fernández-Ruiz M, et al. Resumo executivo das diretrizes de prática clínica para o tratamento de doenças invasivas causadas por Aspergillus: Atualização de 2018 pelo GEMICOMED-SEIMC/REIPI. Doenças Infecciosas Infecc Microbiol Clin (Engl Ed). 2019;37(8):535-41.

40. ECIL-5. Conferência Europeia sobre Infecções na Leucemia 2013 [Disponível em: http://www.ecil-leukaemia.com.

41. Ruiz-Camps I, Aguado JM, Almirante B, Bouza E, Barbera CF, Len O, et al. Recomendações sobre a prevenção da infeção fúngica invasiva por fungos filamentosos da Sociedade Espanhola de Doenças Infecciosas e

Microbiologia Clínica (SEIMC). Doenças Infecciosas e Microbiologia Clínica. 2010;28(3):172. e1-. e21.

42. Ruiz-Camps I, Aguado J, Almirante B, Bouza E, Ferrer-Barbera C, Len O, et al. Diretrizes para a prevenção de doenças invasivas causadas por fungos filamentosos pela Sociedade Espanhola de Doenças Infecciosas e Microbiologia Clínica (SEIMC). Microbiologia Clínica e Infeção. 2011;17:1-24.

43 . Wang J, Zhou M, Xu JY, Zhou RF, Chen B, Wan Y. Comparison of Antifungal Prophylaxis Drugs in Patients With Hematological Disease or Undergoing Hematopoietic Stem Cell Transplantation: A Systematic Review and Network Meta-analysis. JAMA Netw Open. 2020;3(10):e2017652.

44. Stemler J, de Jonge N, Skoetz N, Sinkó J, Brüggemann RJ, Busca A, et al. Antifungal prophylaxis in adult patients with acute myeloid leukaemia treated with novel targeted therapies: a systematic review and expert consensus recommendation from the European Haematology Association. Lancet Haematol. 2022;9(5):e361-e73.

45. Robenshtok E, Gafter-Gvili A, Goldberg E, Weinberger M, Yeshurun M, Leibovici L, et al. Antifungal prophylaxis in cancer patients after chemotherapy or hematopoietic stem-cell transplantation: systematic review and meta-analysis. Base de dados de Resumos de Revisões de Efeitos (DARE): Revisões de Qualidade Avaliada [Internet]. 2007.

46. Blennow O, Remberger M, Klingspor L, Omazic B, Fransson K, Ljungman P, et al. Randomized PCR-based therapy and risk factors for invasive fungal infection following reduced-intensity conditioning and hematopoietic SCT. Bone marrow transplantation (Transplante de medula óssea). 2010;45(12):1710-8.

47. Sun Y, Meng F, Han M, Zhang X, Yu L, Huang H, et al. Epidemiologia, gestão e resultados da doença fúngica invasiva em doentes submetidos a transplante de células estaminais hematopoiéticas na China: um estudo observacional prospetivo multicêntrico. Biologia do Transplante de Sangue e Medula. 2015;21(6):1117-26.

48. Gøtzsche PC, Johansen HK. Administração de rotina versus administração selectiva de antifúngicos para controlo de infecções fúngicas em doentes com cancro. Base de dados Cochrane de revisões sistemáticas. 2014(9).

49. Mercier T, Maertens J. Considerações clínicas no tratamento precoce de infecções e doenças invasivas por fungos. Journal of Antimicrobial Chemotherapy. 2017;72(suppl_1):i29-i38.

50. Tissot F, Agrawal S, Pagano L, Petrikkos G, Groll AH, Skiada A, et al. Orientações ECIL-6 para o tratamento de candidíase invasiva, aspergilose e mucormicose em doentes com leucemia e transplante de células estaminais hematopoiéticas. haematologica. 2017;102(3):433.

51. Maertens JA, Raad II, Marr KA, Patterson TF, Kontoyiannis DP, Cornely OA, et al. Isavuconazole versus voriconazole for primary treatment of invasive mould disease caused by Aspergillus and other filamentous fungi (SECURE): a phase 3, randomised-controlled, non-inferiority trial. The Lancet. 2016;387(10020):760-9.

52. Marr KA, Schlamm HT, Herbrecht R, Rottinghaus ST, Bow EJ, Cornely OA, et al. Combination antifungal therapy for invasive aspergillosis: a randomized trial. Annals of internal medicine. 2015;162(2):81-9.

53. Resendiz Sharpe A, Lagrou K, Meis JF, Chowdhary A, Lockhart SR, Verweij PE, et al. Vigilância da resistência aos triazóis em Aspergillus fumigatus. Micologia médica. 2018;56(suppl_1):S83-S92.

Cornely O, Arikan-Akdagli S, Dannaoui E, Groll A, Lagrou K, Chakrabarti A, et al. Diretrizes clínicas conjuntas da ESCMID e da ECMM para o diagnóstico e gestão da mucormicose 2013. Microbiologia Clínica e Infeção. 2014;20:5-26.

55. Tortorano A, Richardson M, Roilides E, Van Diepeningen A, Caira M, Munoz P, et al. Diretrizes conjuntas da ESCMID e da ECMM sobre o diagnóstico e a gestão da hialohifomicose: Fusarium spp., Scedosporium spp. e outros. Microbiologia Clínica e Infeção. 2014;20:27-46.

Andes DR, Safdar N, Baddley JW, Playford G, Reboli AC, Rex JH, et al. Impact of treatment strategy on outcomes in patients with candidemia and other forms of invasive candidiasis: a patient-level quantitative review of randomized trials. Clinical infectious diseases. 2012;54(8):1110-22.

57. Lamoth F, Kontoyiannis DP. The Candida auris alert: facts and perspectives. The Journal of infectious diseases. 2018;217(4):516-20.

58. Maschmeyer G, Helweg-Larsen J, Pagano L, Robin C, Cordonnier C, Schellongowski P. Orientações da ECIL para o tratamento da pneumonia por Pneumocystis jirovecii em doentes hematológicos não infectados pelo VIH. Journal of Antimicrobial Chemotherapy. 2016;71(9):2405-13.

59. Nivoix Y, Ledoux MP, Herbrecht R. Terapia antifúngica: terapias novas e em evolução. Semin Respir Crit Care Med. 2020;41(1):158-74.

60. Pérez J, Guna R, Orta N, Gimeno C. New azoles: voriconazole. Controlo de qualidade, Sociedade Espanhola de Doenças Infecciosas e Microbiologia Clínica. 2003.

61. saúde Aedmyp. Ficha técnica do voriconazol. 2019.

62. Marks DI, Pagliuca A, Kibbler CC, Glasmacher A, Heussel CP, Kantecki M, et al. Voriconazole versus itraconazole for antifungal prophylaxis following allogeneic haematopoietic stem-cell transplantation. Jornal Britânico de Hematologia. 2011;155(3):318-27.

63 . Levine MT, Chandrasekar PH. Efeitos adversos do voriconazol: mais de uma década de utilização. Clinical Transplantation. 2016;30(11):1377-86.

64. Owusu Obeng A, Egelund EF, Alsultan A, Peloquin CA, Johnson JA. CYP 2C19 Polymorphisms and Therapeutic Drug Monitoring of Voriconazole: Are We Ready for Clinical Implementation of Pharmacogenomics? Farmacoterapia: O Jornal de Farmacologia Humana e Terapia Medicamentosa. 2014;34(7):703-18.

65 . Moriyama B, Kadri S, Henning SA, Danner RL, Walsh TJ, Penzak SR. Therapeutic drug monitoring and genotypic screening in the clinical use of voriconazole. Relatórios actuais sobre infecções fúngicas. 2015;9(2):74-87.

66. Mori T, Aisa Y, Kato J, Nakamura Y, Ikeda Y, Okamoto S. Drug interaction between voriconazole and calcineurin inhibitors in allogeneic hematopoietic stem cell transplant recipients. Bone marrow transplantation. 2009;44(6):371-4.

67 . Wang J-L, Chang C-H, Young-Xu Y, Chan KA. Systematic review and meta-analysis of the tolerability and hepatotoxicity of antifungals in empirical and definitive therapy for invasive fungal infection. Antimicrobial agents and chemotherapy. 2010;54(6):2409-19.

68 . Saravolatz LD, Johnson LB, Kauffman CA. Voriconazole: um novo agente antifúngico triazólico. Clinical infectious diseases. 2003;36(5):630-7.

69. Kwong WT, Hsu S. Pseudoporfiria associada ao voriconazol. Jornal de Medicamentos em Dermatologia: JDD. 2007;6(10):1042-4.

70 . Williams K, Mansh M, Chin-Hong P, Singer J, Arron ST. Voriconazole-associated cutaneous malignancy: a literature review on photocarcinogenesis in organ transplant recipients. Doenças infecciosas clínicas. 2014;58(7):997-1002.

71. Brown JD, Lim L-l, Koning S. Torsades de pointes associadas ao voriconazol em dois doentes adultos com doenças malignas hematológicas. Relatos de casos de micologia médica. 2014;4:23-5.

72 . Lustenberger DP, Granata JD, Scharschmidt TJ. Periostite secundária à terapia prolongada com voriconazol num recetor de transplante de pulmão. Orthopedics. 2011;34(11):e793-e6.

73. Zonios DI, Banacloche JG, Childs R, Bennett JE. Hallucinations during voriconazole therapy. Clinical infectious diseases. 2008;47(1):e7-e10.

74. Baxter CG, Marshall A, Roberts M, Felton TW, Denning DW. Peripheral neuropathy in patients on long-term triazole antifungal therapy. Journal of antimicrobial chemotherapy. 2011;66(9):2136-9.

75. Luong M-L, Al-Dabbagh M, Groll AH, Racil Z, Nannya Y, Mitsani D, et al. Utilidade da monitorização terapêutica de medicamentos com voriconazol: uma meta-análise. Journal of Antimicrobial Chemotherapy. 2016;71(7):1786-99.

76. Pascual A, Csajka C, Buclin T, Bolay S, Bille J, Calandra T, et al. Challenging recommended oral and intravenous voriconazole doses for improved efficacy and safety: population pharmacokinetics-based analysis of adult patients with invasive fungal infections. Clinical infectious diseases. 2012;55(3):381-90.

77. Herbrecht R, Denning DW, Patterson TF, Bennett JE, Greene RE, Oestmann J-W, et al. Voriconazole versus amphotericin B for primary therapy of invasive aspergillosis. New England Journal of Medicine. 2002;347(6):408-15.

78. Wikipedia. Isavuconazole 2019 [Estrutura química]. Disponível em: https://es.wikipedia.org/wiki/Isavuconazol.

79. Schmitt-Hoffmann A, Roos B, Heep M, Schleimer M, Weidekamm E, Brown T, et al. Single-ascending-dose pharmacokinetics and safety of the novel broad-spectrum antifungal triazole BAL4815 after intravenous infusions (50, 100, and 200 milligrams) and oral administrations (100, 200, and 400 milligrams) of its prodrug, BAL8557, in healthy volunteers. Antimicrobial agents and chemotherapy. 2006;50(1):279-85.

80. Cornely OA, Böhme A, Schmitt-Hoffmann A, Ullmann AJ. Safety and pharmacokinetics of isavuconazole as antifungal prophylaxis in acute myeloid leukemia patients with neutropenia: results of a phase 2, dose escalation study. Antimicrobial agents and chemotherapy. 2015;59(4):2078-85.

81 . Jenks JD, Mehta SR, Hoenigl M. Triazóis de largo espetro para infecções invasivas por bolores em adultos: Que medicamento e quando? Medical mycology. 2019;57(Supplement_2):S168-S78.

82. Falci DR, Pasqualotto AC. Perfil do isavuconazol e seu potencial no tratamento de infecções fúngicas invasivas graves. Infeção e resistência a medicamentos. 2013;6:163.

83. Marty FM, Ostrosky-Zeichner L, Cornely OA, Mullane KM, Perfect JR, Thompson III GR, et al. Isavuconazole treatment for mucormycosis: a single-arm open-label trial and case-control analysis. The Lancet infectious diseases. 2016;16(7):828-37.

84. Jenks JD, Salzer HJ, Prattes J, Krause R, Buchheidt D, Hoenigl M. Spotlight on isavuconazole in the treatment of invasive aspergillosis and mucormycosis: design, development, and place in therapy. Conceção, desenvolvimento e terapia de medicamentos. 2018;12:1033.

85. sanitário Aedmyp. Ficha técnica do isavuconazol. 2021.

86. Miceli MH, Kauffman CA. Isavuconazole: um novo agente antifúngico triazólico de largo espetro. Clinical Infectious Diseases. 2015;61(10):1558-65.

Fontana L, Perlin DS, Zhao Y, Noble BN, Lewis JS, Strasfeld L, et al. Isavuconazole prophylaxis in patients with hematologic malignancies and hematopoietic cell transplant recipients. Doenças Infecciosas Clínicas. 2020;70(5):723-30.

88. Stern A, Su Y, Lee YJ, Seo S, Shaffer B, Tamari R, et al. A single-center, open-label trial of isavuconazole prophylaxis against invasive fungal infection in patients undergoing allogeneic hematopoietic cell transplantation. Biologia do Transplante de Sangue e Medula. 2020;26(6):1195-202.

89. Bowen CD, Tallman GB, Hakki M, Lewis II JS. Isavuconazol para prevenir infecções fúngicas invasivas em adultos imunocomprometidos: Experiência inicial em um centro médico acadêmico. Micoses. 2019;62(8):665-72.

90. Morris MI. Posaconazole: um novo agente antifúngico oral com um espetro de atividade alargado. Jornal americano de farmácia do sistema de saúde. 2009;66(3):225-36.

91. sanitária Aedmyp. Posaconazole factsheet 2019 [Disponível em: https://cima.aemps.es/cima/dochtml/ft/84010/FT_84010.html.

92 . Schiller DS, Fung HB. Posaconazole: an extended-spectrum triazole antifungal agent. Clin Ther. 2007;29(9):1862-86.

93 . Diekema D, Messer S, Hollis R, Jones R, Pfaller M. Actividades da caspofungina, itraconazol, posaconazol, ravuconazol, voriconazol e

anfotericina B contra 448 isolados clínicos recentes de fungos filamentosos Journal of Clinical Microbiology. 2003;41(8):3623-6.

94. Wong TY, Loo YS, Veettil SK, Wong PS, Divya G, Ching SM, et al. Eficácia e segurança do posaconazol para a prevenção de infecções fúngicas invasivas em doentes imunocomprometidos: uma revisão sistemática com meta-análise e análise sequencial de ensaios. Sci Rep. 2020;10(1):14575.

95. Su H-C, Hua Y-M, Feng IJ, Wu H-C. Comparative effectiveness of antifungal agents in patients with hematopoietic stem cell transplantation: a systematic review and network meta-analysis. Infeção e resistência a medicamentos. 2019;12:1311.

96. Kontoyiannis DP, Marr KA, Park BJ, Alexander BD, Anaissie EJ, Walsh TJ, et al. Prospective surveillance for invasive fungal infections in hematopoietic stem cell transplant recipients, 2001-2006: overview of the Transplant-Associated Infection Surveillance Network (TRANSNET) Database. Clinical Infectious Diseases. 2010;50(8):1091-100.

97. Wikipedia. Fluconazol 2021 [Estrutura química]. Disponível em: https://es.wikipedia.org/wiki/Fluconazol.

98. health Aedmyp. Fluconazole data sheet 2008 [Disponível em: https://cima.aemps.es/cima/dochtml/ft/65723/FichaTecnica_65723.html#5-propiedades-farmacol-gicas.

99. Wikipedia. Micafungin 2019 [Estrutura química]. Disponível em: https://es.wikipedia.org/wiki/Micafungina.

100. Wikipedia. Anidulafungina 2022 [Estrutura química]. Disponível em: https://en.wikipedia.org/wiki/Anidulafungin.

101. Wikipedia. Caspofungina 2020 [Estrutura química]. Disponível em: https://es.wikipedia.org/wiki/Caspofungina.

102. Sucher AJ, Chahine EB, Balcer HE. Echinocandins: the newest class of antifungals. Ann Pharmacother. 2009;43(10):1647-57.

103. Kim R, Khachikian D, Reboli AC. A comparative evaluation of properties and clinical efficacy of the echinocandins. Parecer de peritos em farmacoterapia. 2007;8(10):1479-92.

104. Nakai T, Uno J, Ikeda F, Tawara S, Nishimura K, Miyaji M. In vitro antifungal activity of micafungin (FK463) against dimorphic fungi: comparison of yeast-like and mycelial forms. Antimicrobial Agents and Chemotherapy. 2003;47(4):1376-81.

105. Wiederhold NP, Lewis JS. The echinocandin micafungin: a review of the pharmacology, spectrum of activity, clinical efficacy and safety. Parecer de peritos em farmacoterapia. 2007;8(8):1155-66.

106. Perlin DS. Resistance to echinocandin-class antifungal drugs. Actualizações sobre a resistência aos medicamentos. 2007;10(3):121-30.

107. health Aedmyp. Ficha informativa Caspofungin 2017 [Disponível em: https://cima.aemps.es/cima/dochtml/ft/81708/FichaTecnica_81708.html.

108. Pappas PG, Kauffman CA, Andes D, Benjamin Jr DK, Calandra TF, Edwards Jr JE, et al. Diretrizes de prática clínica para o tratamento da candidíase: atualização de 2009 da Infectious Diseases Society of America. Clinical Infectious Diseases. 2009;48(5):503-37.

109. Wikipédia. Anfotericina B 2021 [Estrutura química]. Disponível em: https://es.wikipedia.org/wiki/Anfotericina_B.

110. Sandler ES, Mustafa MM, Tkaczewski I, Graham ML, Morrison VA, Green M, et al. Use of amphotericin B colloidal dispersion in children. Journal of pediatric hematology/oncology. 2000;22(3):242-6.

Steimbach LM, Tonin FS, Virtuoso S, Borba HH, Sanches AC, Wiens A, et al. Eficácia e segurança de formulações à base de anfotericina B lipídica - uma revisão sistemática e meta-análise. Micoses. 2017;60(3):146-54.

112. sanitária Aedmyp. Ficha técnica da anfotericina B lipossomal 2017 [Disponível em: https://cima.aemps.es/cima/dochtml/ft/61117/FT_61117.html#4-1-indicaciones-terap-uticas.

113. Husain S, Capitano B, Corcoran T, Studer SM, Crespo M, Johnson B, et al. Disposição intrapulmonar de anfotericina B após administração em aerossol de complexo lipídico de anfotericina B (Abelcet; ABLC) em receptores de transplante pulmonar. Transplantation. 2010;90(11):1215-9.

114. Gavaldà J, Meije Y, Fortún J, Roilides E, Saliba F, Lortholary O, et al. Invasive fungal infections in solid organ transplant recipients. Clinical Microbiology and infection. 2014;20:27-48.

115. Keane S, Geoghegan P, Povoa P, Nseir S, Rodriguez A, Martin-Loeches I. Revisão sistemática sobre o tratamento de primeira linha da anfotericina B em adultos gravemente doentes com candidemia ou candidíase invasiva. Revisão especializada de terapia anti-infecciosa. 2018;16(11):839-47.

116. sanitária Aedmyp. Ficha informativa trimetoprim/sulfametoxazol 2021 [Disponível em: https://cima.aemps.es/cima/pdfs/es/ft/48671/48671_ft.pdf.

117. Wikipedia. Trimetoprim 2021 [Estrutura química]. Disponível em: https://es.wikipedia.org/wiki/Trimetoprima.

118. Wikipedia. Sulfametoxazol 2021 [Estrutura química]. Disponível em: https://es.wikipedia.org/wiki/Sulfametoxazol.

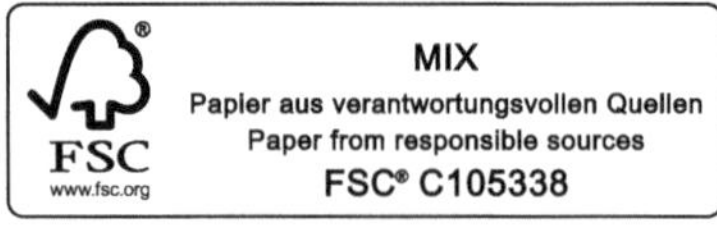

Printed by Books on Demand GmbH, Norderstedt / Germany